简　明

中医药文化

知识百问

刘宇

编著

中国纺织出版社有限公司

图书在版编目（CIP）数据

简明中医药文化知识百问 / 刘宇编著. —— 北京：
中国纺织出版社有限公司，2025. 4. —— ISBN 978-7
-5229-2481-6

I. R2-05

中国国家版本馆CIP数据核字第2025TR4552号

责任编辑：范红梅　　责任校对：王花妮　　责任印制：王艳丽

中国纺织出版社有限公司出版发行

地址：北京市朝阳区百子湾东里 A407 号楼　邮政编码：100124

销售电话：010—67004422　传真：010—87155801

http://www.c-textilep.com

中国纺织出版社天猫旗舰店

官方微博 http://weibo.com/2119887771

天津千鹤文化传播有限公司印刷　各地新华书店经销

2025 年 4 月第 1 版第 1 次印刷

开本：880×1230　1/32　印张：3.5

字数：80 千字　定价：39.80 元

凡购本书，如有缺页、倒页、脱页，由本社图书营销中心调换中医药学是中华民族灿烂文化的重要组成部分，是我国人民在长期生息繁衍和与疾病作斗争过程中经验、智慧和技术的集成。它以悠久的发展历史、丰富的文献资料、浓郁的民族特色、系统的理论体系、独特的诊疗方法，在世界医药史上熠熠生辉，历久弥新，为中华民族的发展，乃至人类文明的振兴作出了不可磨灭的贡献。燕赵大地是中医药学发展的一方热土，千百年来，名家辈出、灿若星辰，巨著频现，争鸣创新，成为中医药发展史上出新、出彩、出众的代名词。

本书以问答的形式介绍了100条中医药文化发展史的基本常识，分为中医人文篇、本草采菁篇、医家荟萃篇、中药导学篇四部分，注重着墨于燕赵中医药文化的风采和神韵。本书可作为高等中医药院校中药文化培训项目的教学或备考指南，可作为中医文化学、中药文化精粹等课程的参考读物，可作为中药学类课程的导学资料，也可作为中医药文化相关专业本科生、研究生及广大中医药爱好者的案头学习材料。

刘宇

2024年12月

中医人文篇

本草采菁篇

医家荟萃篇

中药导学篇

中医
人文
篇

远古时期中医药的发展经历了怎样的变化？酒在中医药中的作用有哪些？我国有哪些药用植物记载？植物药

矿物药

物药和

如何被

哪

医药学的贡献？两期的代表医家有哪些？秦汉时期与中医药发展密切相关的王侯将相有哪些？汉墓中的医药亮点有哪些？宋代黄

①
远古时期中医药的发展经历了怎样的变化?

中医药起源于人类的劳动实践。早在原始社会就有了医药活动，当原始人群在应用简陋的石器和木棒挖掘地下的植物根茎、捕猎凶猛的野兽、切割动物的肌肉、敲碎骨髓的同时，也会用一些简单的工具或动物骨头切开脓包、割除腐肉、刺破放血等，可以说是最早的外治方法。

在发明制陶技术后，人们曾利用尖锐的碎陶片来切割脓包或浅刺身体某些部位进行治疗。当冶金术发明之后，又出现了各种金属制造的医疗工具。

在使用石器作为生产工具的过程中，发现人体某一部位受到刺伤后反能解除另一部位的病痛，从而创造了运用砭石、骨针治疗的方法，并在此基础上，逐渐发展为针刺疗法，以致后来形成了经络学说。

②
原始社会最初的医药学知识是如何获取的?

原始社会早期，由于生产力低下，人们以采集和狩猎为生。他们经过长期的观察和实践，逐步学会了辨别药物的方法。到了原始社会后期，人们开始发明、使用工具，在狩猎的过程中逐渐发现一些动植物具有治疗疾病的作用。春秋时期，随着科技的进步，人们学会了酿酒，悟出了汤剂治病的道理，有了医生的分工，提出了最初的医学理论知识。

③ 火在中医药发展史上发挥了怎样的作用?

　　火的发明与使用,不仅对当时的穴居部落起了重要作用,如有利于消化食物,御寒照明,驱散山洞中的潮湿,改善居住条件从而减少疾病等。火的使用为人类的繁衍发展提供了许多医疗条件,如在烘火取暖中发现用兽皮、树皮包上烧热的石块或沙土在人体局部熨烫,可以消除因受冷而引起的腹痛或寒湿造成的关节痛,而逐渐产生了热敷法;由于偶然的原因烧灼局部皮肤,减轻了牙痛、胃痛等症状,从而发明了灸法。由此可见,火成为人类最早的医疗手段之一,对远古人类的医疗事业,产生了深刻的影响。

　　在长期与火有关的烹调与饮食应用过程中,人们发现了许多食物治病的效果,尤其在混合菜肴的过程中,从而逐步积累了汤剂治病的经验。自从人们应用汤液治病,不但服用方便、药效明显,而且还扩大了药物的品种,降低了药物的不良反应,这在药剂方面是一个大的进步。有文献资料表明,中国人应用汤液治病的历史,至少有几千年之久。

④ 酒在中医药中的作用有哪些?

　　酒的酿造大约开始于新石器时代。酒的出现,一方面与生产力的发展有关,人们能将多余的粮食拿来酿酒;另一方面也与陶器、铜器的广泛应用存在着密切的关系。酒可作为兴奋剂和麻醉剂,也可作为溶剂,用来加工炮制药物。更为重要的是,从用酒治病,发展到制造药酒，是中医药史上的一大飞跃，《汉书》中就有"酒为百药之长"的说法。

❺ 关于中医药的起源，有哪些推断？

对于中医药的起源，由于年代久远且无文字记载，我们难以给出较为确切的答案。从众多的考古发现以及神话传说中，大体推断出三种起源：原始人的偶然发现、医源于圣人、巫医同源。

远古时期，人们偶然发现，被一些坚硬物体，如石头、荆棘等触碰身体表面的某个部位，会出现意想不到的疼痛减轻的现象。于是，人们开始有意识地用一些尖利的石块来刺压身体的某些部位或使之出血，以此来减轻疼痛。在河北石家庄藁城区台西遗址，发现了目前已知的我国最早的医疗器具——石砭镰，它是距今3400多年的中医外治工具。它被置于一个漆盒中，应该是墓主人的心爱之物。商代先民把石镰改造成为医疗用的砭镰，用其锋利的刃口切割脓疡，后来砭镰由石器发展为金属制成的多种镰状医疗工具。

《淮南子·修务训》《通鉴外记》等古籍指出，由于"圣人出"，才有"医方兴"和"医道立"。圣人中的代表，主要有盘古、伏羲、女娲、神农、轩辕黄帝、蚩尤等。

盘古开天辟地，清气上升而为天，浊气下降而为地，这是中国古代的宇宙生成观。中医药起源离不开人类对宇宙自然的朴素认识，其中的天人相应、天人合一是中医药学的重要理念。河北省沧州市青县城南的大盘古村，即因相传盘古在此定居而得名，此处不仅有盘古村、盘古庙，还修建了盘古沟、盘古港等。

伏羲是华夏民族的人文始祖，三皇之一，与女娲同为福佑社稷的正神，所处时代约为旧石器中晚期。伏羲是中国古籍中记载的最早的圣人，也是中医药的鼻祖之一。传说伏羲制成九针，作为一套完备的外科用具，应用于医疗实践中，才有了针刺疗法。位于河北省石家庄市新乐市的伏羲台遗址，又名画卦台，俗称"人祖庙"，相传是伏羲演绎八卦之地，以阴阳推演世间万物的变化规律，是中医阴阳学说的肇始。伏羲台遗址在1993年被河北省政府列为省级文物保护单位，2013年被列为第七批全国重点文物保护单位。

女娲以阴补阳的思想是阴阳学说的萌芽。河北省邯郸市涉县有一座娲皇宫，据考证此宫殿始建于北齐时期，是目前中国最大、最早的奉祀上古天神女娲氏的古代建筑。娲皇宫位于涉县西北部的凤凰山上，相传是女娲"炼石补天，抟土造人"之处，建于北齐年间，后经历代修葺、续建，建筑房屋135间，占地面积76万平方米，分山上山下两组建筑。1996年，被列为第四批全国重点文物保护单位。神农即炎帝，相传为牛头人身，在为人们寻找谷种的过程中，中毒又解毒，从而发现了草木的药性，教会人们认识植物药。轩辕黄帝是上古神话传说中的著名圣人。他整理了神农尝试过的百草性味及治病经验，创制医经，成为医学始祖。河北省迁安市有着大量黄帝文化传承，被授予"中国轩辕黄帝姓氏文化之乡"，与黄帝有关的村名共有100多个。"千古文明开涿鹿"，华夏三大人文始祖黄帝、炎帝、蚩尤会聚涿鹿、合符釜山，由此开启中华民族5000余年的历史。

在《山海经》中描述了"十巫"在灵山"从此升降，百药爰在"的情景，意为巫医们到险峻的高山去采药。所谓"巫医同源"，是说医学的产生最初与巫术有着密不可分的联系。医生与巫师的职责与身份在蒙昧时代有许多交错的地方，医、巫很难分家。巫作为一个部落中掌握较多技术知识的人物，确实比其他人更易拥有医学知识，而且巫师在从事的神职活动中，除了代鬼神发言、歌舞外，还有一个重要方面就是医治疾病。古代有专门的巫医，他们采用画符、念咒等方法，以驱除鬼神作为治病的手段。医学与巫术从来就有着根本的区别，巫术是幻想用超自然的力量来影响或控制客观事物，属于纯粹的迷信活动；医学却是以科学理论为指导、以临床实践为基础的治病救人的应用科学。随着生产力的不断发展，医学科学逐渐脱离巫术，独立门户，并与巫进行着长期的较量。

6
植物药、动物药和矿物药，最早是如何被发现的？

人类在寻找、采集食物的过程中，发现某些植物能使人出现中毒症状或某些植物能减轻或消除某些病证，这就是发现和应用植物药的起源。在语言产生后，各民族口耳相传，经过长期积累，慢慢形成用药经验并流传下来。

矿物药的发现，是随着采矿和冶炼时代的到来，人们相继摸索总结出来的。如通过煮盐，逐渐发现了盐水能明目和芒硝能通利大便；通过冶炼，懂得硫黄壮阳和水银杀虫。所以说，正是在经历了长期无数次的实践以后，人们才不断地认识了一些矿物的治疗作用。

动物药的发现与原始人类的狩猎活动密切相关，特别是人工用火的发明，使很多动物肉类成为人们的重要食物来源。在更多地接触到动物的肉、骨骼等之后，人们对各种动物给予人体营养以及毒副作用的认识进一步增加，也为其药用功效的不断扩充，积累了经验。

❼
我国有哪些药用植物记载？

　　早在《诗经》和《山海经》中，就记录了60余种药用植物。长沙马王堆3号汉墓出土的帛书中整理出的《五十二病方》，是我国现存的最古医方，其中记载的植物类药有115种。中国现存最早的药学专著《神农本草经》，记载药物365种，其中植物类药有252种。北魏贾思勰在《齐民要术》中，记载了地黄、红花、吴茱萸等20余种药用植物的栽培方法。隋代在太医署下设有"主药""药园师"等职务，专门专职掌管药用职务的栽培。据《隋书》记载，当时已有《种植药法》《种神芝》等药用植物栽培专书。明代《本草纲目》中记载栽培方法的药用植物有180余种。中华人民共和国成立后，整理并出版了《中国药用植物志》《中药志》《药材学》《中药大辞典》《全国中草药汇编》《中华人民共和国药典》等多种药物专著。

❽
我国主要药用动物的记载与分布特征有哪些？

　　药用动物在我国具有悠久的历史。《山海经》中，就有关于麝、鹿、犀、熊、牛等动物的记载。《神农本草经》中收载动物类药65种，世界上首部国家药典《新修本草》将动物药种类提升至128种，《本草纲目》记载动物类药461种，《本草纲目拾遗》收载动物类药160种。我们的祖先在研究和使用动物药、开发药用动物资源的过程中，积累了丰富的医药理论和实践经验。我国比较有代表性的动物药资源分布如下：东北地区，有黑龙江、吉林、辽宁的鹿茸、蛤蟆油、熊胆；华北地区，有山西的五灵脂，内蒙古的刺猬皮，河北的地鳖虫；华东地区，有山东的全蝎，江苏的蟾酥，浙江的珍珠；中南地区，有湖南、湖北的蜈蚣、鳖甲、龟甲；华南地区，有广东、广西的地龙、蛤蚧、海马；西南地区，有云南、贵州、四川、西藏的麝香、乌梢蛇等。

9 如何看待盘古、女娲、伏羲、大禹在中医药发展史上的贡献？

● **盘古开天辟地位列三才**　盘古，"开天辟地，位列三才而立已；育世长民，首出万物以为君"，这是盘古庙前，后人对盘古开天地的讴歌。盘古开天地，使清气上升，浊气下沉，阴阳互补，天地初开，天地人三才位列，阴阳之道生焉。

● **女娲炼石补天以阴补阳**　女娲，华夏之母，抟土造人，化生万物。在天塌地陷之际，炼五色石以补天，通阴阳、除逆气，使万灵得以安居。女娲补天启迪了烧陶、冶炼，也是五行之滥觞与阴阳学说之萌芽。

● **伏羲开启哲学、创制九针**　伏羲，华夏民族人文先祖，三皇之首。伏羲味百药，而制九针；察天地、观阴阳，创两仪、四象与八卦。伏羲八卦蕴含的阴阳五行哲学思想，使中医理论形成前期的雏形。

● **大禹依五行之水性而治洪**　《尚书·禹贡》记载，大禹吸取了他父亲的经验教训，利用中医五行学说中"水曰润下"的特性，疏通了九河，杜绝了水患，成了一代英雄。他逢山开路、遇洼筑堤，疏通水道，引导洪水入海，使多年的水患在他审时度势的疏导中得以初步根治。"堵不如疏"的思想，是顺应中医五行"水曰润下"的生动体现，亦为后世医家运用"利水渗湿"法治疗水湿、水肿相关疾病，提供了重要的理论与实践指导。

10

炎黄二帝对中医药的发展作出了怎样的贡献？

神农尝百草传本草，千古文明始于涿鹿，医药文明寓于其中。据传，黄帝轩辕氏与炎帝神农氏战于阪泉之野。三战然后得其志，合符釜山，邑于涿鹿之阿。釜山即厉山，在今河北省张家口市涿鹿县。合符文化与龙文化一脉相承，是中华先祖们留给后人的文化理念和精神财富，是中华文化的根基，也是中医藏象学说的雏形。炎帝，辨药尝百草，宣药疗疾，救天伤人命，解百草寒热温凉之药性，使黎民益寿延年；《神农本草经》阐述了药物的三品分类法及药物的性味功效，至今仍对中医临床用药有重要价值。

在战胜炎帝、蚩尤之后，黄帝成为天下的统领，奠定了中华文化互相融合的基础。《汉书·艺文志》记载了很多与"黄帝"有关的医学书籍，最著名的就是《黄帝内经》和《黄帝外经》。《黄帝内经》的精华存于《素问》和《灵枢》之中，至今仍然是学习中医的经典著作。河北省张家口市涿鹿县至今仍有黄帝城遗址，在当地有很多流传几千年的传说。当地还有蚩尤坟、黄帝泉等历史文化遗迹，可供今人凭吊缅怀。当地于20世纪90年代修建了中华三祖堂，用来研究三祖文化。三祖文化与中医药的起源有着千丝万缕的联系，是中医药发展历史的重要组成部分。

11

伊尹的故事有哪些?

汤液的出现,相传是商汤宰相伊尹创制的。伊尹是有莘氏陪嫁奴隶,原来是一名出色的厨师,受烹调过程的启发,创制出汤液。自从人们应用汤液治病,不但服用方便,药效容易发挥,而且扩大了药物剂型的品种,降低了不良反应。此外,伊尹还主持建造了偃师商城,规范了甲骨文,政治上主张"居上克明,为下克忠",强调"任官惟贤才,左右惟其人",经常用"明德则天下存,失德则天下亡"教育商王,对商朝的建立及巩固起到了重大作用。

12

《黄帝内经》为什么是经典中的经典?

两千多年前,我国现存最早的中医理论专著《黄帝内经》问世。这部托名黄帝所著的经典,系统总结了在此之前的医疗经验和医学理论,结合当时的其他自然科学成就,运用阴阳五行学说等朴素的唯物论和辩证法思想,对人体的解剖、生理、病理及疾病的诊断、治疗与预防做了比较全面的阐述,对后世医学的发展影响十分深远。《黄帝内经》的问世,标志着中医理论体系的形成,为中医学的发展奠定了坚实的基础,在中国医学史上占有重要的地位,被后世尊为"医家之宗"。《黄帝内经》的内容十分广博,除医学理论外,还记载了古代哲学、天文学、气象学、生物学、心理学、音律学等多学科知识和成果,受到广大医家和有关学科专家的重视,成为中外学术界的重点研究对象。

13
春秋战国时期的医药实践有哪些?

　　随着生产力的发展、科技文化的进步和社会分工的扩大，春秋战国时期的医药卫生实践和医药知识积累取得了极大的进步。这一时期出土的文物，也佐证了医药学的进步。比如殷墟出土的甲骨文，就有关于疾病的字样，可视作较早的医药文字记录。此外，在陶器发明后，人们在烹调与食用过程中，进一步发现许多食物治病的效果，在混合菜肴烹制的过程中，逐步积累起汤液治病的经验。直到今天，人们应用最广泛的中药煎煮器具依然是性质稳定、价格低廉的陶瓷砂锅。用它煎药，能避免在煎煮过程中器具与药物发生化学变化，从而更好地达到治疗效果。

14
扁鹊的故事有哪些?

　　扁鹊，原名秦越人，出生于渤海郡郑县（今河北省沧州市一带），生卒年不详。从司马迁的《史记》及先秦的一些典籍中可以看到扁鹊既真实又带有传奇色彩的一生。扁鹊将望、闻、问、切四诊合参，并提出了独取寸口的诊脉方法，奠定了中医临床诊断和治疗方法的基础，被尊为"医祖"。《史记·扁鹊仓公列传》记载，扁鹊年轻时曾做过舍长，遇见一位叫长桑君的人。扁鹊数年如一日恭恭敬敬地请教、服侍他，最终长桑君被扁鹊谦逊好学的精神打动，将医术传授给了扁鹊。而后扁鹊就开始行医，奔走在燕赵、齐鲁大地，为百姓诊脉治病。扁鹊与长桑君的故事，是中医师徒关系的真实写照。在中医传承中，老师愿意倾囊相授，前提是徒弟具备传承的资格，尤其是具备尊师重道的品行。扁鹊以数十年如一日的初心和耐心，取得长桑君的信任和认可，得以顺利开启从医之路。扁鹊医术高超，赵人视其为吉祥喜鹊一般，尊称其为"扁鹊"。传说扁鹊在咸阳遭秦太医妒忌杀害，赵人不远千里从咸阳抱回其头颅，葬在山下，建庙立祠，世代供奉。扁鹊庙在今天的河北省邢台市内丘县。

扁鹊一生周游列国，行医至晋国，赵简子病重，五天五夜不省人事，经他诊治后苏醒，而得赐四百亩田。虢国太子已昏死半日，他诊视认为是"尸厥"，经治疗后奇迹般恢复了健康，人们用"起死回生"来形容他的高超医术。他来到齐国，见齐桓公面有病色，几次相劝齐桓公都不相信，结果齐桓公果然病重而不治病逝，这就是"讳疾忌医"的故事。

15
河北省比较著名的扁鹊庙有哪些?

赵简子授予扁鹊的封地在今河北省邢台市内丘县，扁鹊在这里行医、采药、授徒，成了他的第二故乡。扁鹊被害之后，这里的百姓将其头颅葬在此处，因此这个村改名为神头村，西面的山名"太子岩""鹊山"。内丘扁鹊庙位于内丘县的鹊山脚下，紧临神头村。根据历史文献和现存的碑刻，内丘扁鹊庙具有始建年代早、历史悠久、规模大等特点，是国内现存最大的祭祀扁鹊的庙宇。庙前有九棵古柏，年代久远，生长在山石之中，相传扁鹊死后，其九个弟子十分悲痛，相守其墓，时久成柏，故又称"弟子柏"。扁鹊庙在2006年被国务院公布为第六批全国重点文物保护单位，2020年被命名为第一批河北省中医药旅游示范基地。

郾州庙的扁鹊祠始建于元朝，历史上几度重修，也数次毁于战火。这里交通方便，郾州庙会是当时重要的商品集散地，有"北京人全，郾州货全""天下大庙数郾州"之说。现在的扁鹊祠是20世纪90年代重修，位于郾州城北约2公里的古州村西，由正殿、东西配殿、宫门和山门组成，正殿供奉神医扁鹊，两旁有侍童相陪，两侧是八组扁鹊行医的塑像，东西配殿是王叔和、张仲景、雷太已、淳于意、皇甫谧、华佗、孙思邈、韩普济、葛稚川、刘守真十大名医塑像。

16

秦汉时期与中医药发展密切相关的王侯将相有哪些？

● **秦始皇嬴政**　嬴政（公元前259—前210年）生于河北省邯郸市，死于邢台市沙丘宫，燕赵大地是他的"出生入死之地"。而生与死，都是医学研究的内容。国家统一是医药学广泛交流和集大成发展的有利条件，秦始皇统一中国，对我国医药学的发展起到了关键性的促进作用。秦始皇为了健康长寿采取了很多措施，派人带成千的童男童女到海上寻仙，秦皇岛、千童镇由此而得名。

● **中山靖王刘胜**　刘胜（公元前165—前113年），是汉景帝的庶子，死后葬于今河北省满城县陵山上。1968年，发掘出西汉中山靖王刘胜墓，在出土的大量珍贵文物中，有4枚金针、5枚银针、"医工盆"，以及小型银漏斗、铜药匙、药量、铜质外科手术刀等，组成了迄今发掘出土质地最好、时代最早、保存最完整的一整套西汉时期医疗器具。这一系列医疗器具的出土，可以看出刘胜的宫内有专门的医生，而且是药物治疗与针灸治疗并用。

● **窦太后窦漪房** 汉朝初年，盛行黄老之术，这种风气的形成，与汉文帝的妻子窦漪房有着密切关系。窦太后（公元前205—前135年），是汉景帝的母亲，汉武帝的祖母，是清河郡观津人，也就是今河北省衡水市武邑县人。黄老之术尊奉黄帝和老子为创始人，以道家思想为主。窦太后是最早推崇黄老思想的统治者，受她的影响，道家养生一时风靡。

● **献王刘德** 刘德（公元前171—前130年），是汉景帝之子，于公元前155年被封为河间国诸侯王。他倾毕生精力，搜求、整理儒学典籍，为中华文化的传承和发展作出了彪炳史册的贡献。死后谥号为"献"，史称"献王"，他在儒学传承和发扬方面有着巨大贡献，为后世同样来自河间的刘完素等儒医的出现，奠定和涵育了坚实的理论基础与人文素养。

● **思想家董仲舒** 董仲舒（公元前179—前104年），汉广川郡（今河北省枣强、景县一带）人。董仲舒以《公羊传》为依据，将天道观和阴阳、五行学说结合起来，吸收法家、道家、阴阳家思想，建立了一个新的思想体系，对当时社会所提出的一系列哲学、政治、社会、历史问题，给予了较为系统的回答。公元前134年，汉武帝下诏征求治国方略，儒生董仲舒在《举贤良对策》中系统地提出了"天人感应""大一统学说"和"罢黜百家，独尊儒术"的主张。正是因为儒与医之间的紧密契合，才使得中医学无论是在理论上还是在实践上都可以历久而弥新、亘古而长青。

17
中医学的"四部经典"是什么？

战国至秦汉时期，是中医学的重要发展时期。人们通过对医药实践的不断总结，逐步形成了较为系统而完整的学术体系，其标志就是以《黄帝内经》《难经》《神农本草经》《伤寒杂病论》等为代表的经典著作的成书。

《黄帝内经》分为《灵枢》和《素问》两部分，是我国现存最早的一部医学典籍。它建立了中医学的"阴阳五行学说""脉象学说""藏象学说""经络学说""病因病机学说""运气学说"等内容，从整体观角度论述医学，闪耀着自然、生物、心理、社会等领域相融合的"整体医学模式"的光辉，为中医学理论和临床实践的发展奠定了基础，被誉为"医家之宗"，成为学习中医的必读之书。

《难经》，是我国现存较早的中医学经典著作。《难经》之"难"，有"问难"之义。全书共八十一难，采用问答的方式，探讨和论述中医的一些理论问题，内容包括脉诊、经络、脏腑、阴阳、病因、病机、营卫、腧穴、针刺、病证等方面。

《神农本草经》，托名"神农"所作，实际成书于汉代，是目前已知的最早中药学著作。《神农本草经》全书分为三卷，载药365种，将药物分为上、中、下三品。书中所载药物的疗效，多数真实可靠，是中药学的奠基之作。

《伤寒杂病论》，东汉末年张仲景所著，是以论述外感病和内伤杂病为主要内容的医学典籍，系统分析了伤寒的原因、症状、发展阶段和处理方法，创造性地确立伤寒病的辨证论治原则，奠定了理、法、方、药的理论基础。

18

汉墓中的医药亮点有哪些？

20世纪70年代，从我国各地的汉墓中，相继出土了一批医书。这些医书不仅是研究当时医疗水平的重要资料，也在一定程度上为今天的中医药学所借鉴。比如《足臂十一脉灸经》《阴阳十一脉灸经》是中国目前发现的最早论述经脉学说的文献。位于河北省石家庄市鹿泉区的高庄汉墓，出土文物达7000余件，其中的银盆、蘑菇形盖钮铜壶、带杵铜药臼等器物，具有重要的历史及艺术价值。

19

满城汉墓中的医药元素有哪些？

满城汉墓遗址位于河北省保定市满城区，是西汉中山靖王刘胜及其妻窦绾的墓葬，是中国目前保存最完整、规模最大的山洞宫殿。墓室内出土的"金缕玉衣""长信宫灯""错金博山炉""朱雀衔环杯"等国宝级文物，在2001年被评为"中国20世纪100项考古发现"之一。在刘胜墓出土的大量珍贵文物中，有4枚金针、5枚银针、"医工盆"，以及小型银漏斗、铜药匙、药量、铜质外科手术刀等，组成了迄今发掘出土质地最好、时代最早、保存最完整的一整套西汉时期医疗器具。

②⓪
关于"建安三神医"，你了解多少？

东汉末年，在我国出现了三位杰出的医学家分别是张仲景、华佗、董奉，史称"建安三神医"。

张仲景，东汉末年著名医学家，河南南阳人，被后世尊为"医圣"。张仲景广泛收集医方，并结合自己的临床经验，写出传世巨著《伤寒杂病论》，他确立的辨证论治原则，被奉为后世中医临床的基本原则，是中医诊治疾病的灵魂和圭臬。《伤寒杂病论》以六经辨伤寒、以脏腑辨杂病，确立了中医学辨证施治的理论体系与治疗原则，为临床医学的发展奠定了基础。后世又将该书分为《伤寒论》和《金匮要略》。两书实收方剂269首，基本上概括了临床各科的常用方剂，被誉为"方书之祖"。

华佗，东汉末年著名医学家，今安徽亳州人。华佗精通内、外、妇、儿、针灸、导引等临床各科。他发明了"麻沸散"，被誉为中医外科学的鼻祖；他编创了"五禽戏"，通过模仿虎、鹿、熊、猿、鸟五种动物的动作来强身健体。华佗擅长麻醉后开胸破腹的外科手术，还善用针灸等方法。但由于当时儒家"身体发肤，受之父母，不敢毁伤，孝之始也"的影响，外科手术并没有大规模地发展起来。

董奉，东汉末年医学家，今福建福州人。他少年学医，曾任小吏，不久后归隐，在其家村后的山中行医。董奉医术高明，医德高尚，治病不取钱物，只要重病愈者在山中栽杏树5株，轻病愈者栽杏树1株。数年之后，有杏万株，蔚然成林。春天杏子熟时，董奉便在树下建一草仓储杏，需要杏子的人，可用谷子自行交换。再将所得之谷救济贫民，供给行旅。后世称颂医家的"杏林春暖"之语，即源于此。

㉑ 两晋、南北朝及隋唐时期的代表医家有哪些？

两晋至隋唐时期，中医学在临证经验领域，得到了显著的发展。实用临证医药著作巨增，以荟萃各地各家临证方药为主要内容；临床医学的专科化趋势，十分明显。

● 陶弘景　字通明，自号华阳隐居，卒谥贞白先生，今江苏南京人。南朝齐、梁时期的道教学者、炼丹家、医药学家。整理《神农本草经》，增收魏晋时期名医所用的新药，编成《本草经集注》。

● 王叔和　晋代医学家，今山东邹城、微山县一带人。他是著名的脉学专家，著有《脉经》一书。他收集整理了《伤寒杂病论》，分为《伤寒论》和《金匮要略》。另著有《论病》六卷，但未见传世。他博通经方，尤精切脉，对中医脉学有独到见解，其理论对后世影响深远。王叔和结合自己的临床经验，集古代诊脉法的大成，所著的《脉经》盛传于世，此书为我国现存最早的脉学专著。

● 皇甫谧　三国、西晋时期的学者、医学家、史学家，今甘肃省灵台县人。他因著成《针灸甲乙经》，被后世尊为"针灸鼻祖"。《针灸甲乙经》为中国现存最早的一部针灸专著，其内容包括脏腑、经络、腧穴、病机、诊断、针刺手法、刺禁、腧穴主治等，对后世针灸医学影响很大。

● 葛洪　东晋道教理论家、著名炼丹家和医药学家，世称"小仙翁"，今江苏句容人。著有《玉函方》《肘后备急方》等，内容包罗万象。在葛洪的著作中，有世界上最早的关于天花病的记载。在河北唐县境内，有一座青虚山，又名葛洪山、葛公山。相传，葛洪晚年曾在此修行，炼丹著书。从元代时起，这里就是道教名山，现在为我国北方道教圣地之一。

● 巢元方　隋代医学家，曾任太医博士、太医令，主持编纂了《诸病源候论》。《诸病源候论》是中国现存最早的病因证候学专著。全书共50卷，载列证候1700余条，分别论述了各科疾病的病因病机和症状，还记载了肠吻合术、人工流产、拔牙等手术。其中对一些疾病病因的描述十分接近于现代医学，如认为绦虫病是吃不熟的肉类所致。

● 孙思邈　唐代医药学家、道士，今陕西省铜川市人，被后世尊为"药王"。孙思邈十分重视民间医疗经验，不断积累走访，及时记录，撰写巨著《备急千金要方》。《备急千金要方》是综合性临床医学著作，也是我国较早的临床百科全书。孙思邈根据其晚年的临床经验，又著成了《千金翼方》，补充《千金要方》的不足，难能可贵，影响深远。两书对临床各科、针灸、食疗、预防、养生等均有论述。尤其在营养缺乏性疾病的防治方面，成就突出。如认为瘿病（甲状腺肿类疾病）是因人们久居山区，长期饮用一种不好的水所致，劝告人们不要久居这些地方；对夜盲病人，建议食用动物肝脏治疗等。

● 陈藏器　唐代中药学家，今浙江宁波人。他汇集了许多前人遗漏的药物，于公元739年撰写完成《本草拾遗》。他将中药的药物性能归纳为10类：宣、通、补、泄、轻、重、滑、涩、燥、湿，作为临诊处方的基本法则，发展成后世"十剂"方剂分类法，为中医界应用。

22

唐代太医署的概况如何？

唐代太医署是世界历史上建立时间最早、建制规模最大的医药学校，为中医的传承与发展做出了巨大贡献。其医学机构共分四个部门：医科、针科、按摩科、咒禁科。相比于隋朝，唐朝的太医署有了新的发展。一是规模比隋朝更大，在校师生近400人；二是分科更细，据《唐六典》载，太医署分为药学、医学、行政三大科，各科又有细分，如药学包括中药种植、栽培、采集、储存等；三是有明确学制，比如医科系的体疗（内科）是七年制，疮肿（外科）和少小（儿科）是五年制，耳目口齿（五官科）是四年制等；四是设有专门的管理机构，太医署属太常寺领导，设有专职太医署令、丞以及府、史、医监、医正等行政、教学管理人员，以及专职教师，如医科、针科、按摩科、咒禁科四科"皆有博士以教之"。根据教师水平高低，分为博士、助教、医师、医工等，博士、助教负责授课，医师、医工则承担临床治疗及教学辅助工作。

23

世界上第一部药典是什么？

由于用药经验的不断丰富，外来药物的日益增多，对药物学成就的进一步总结成为唐朝的客观需要。657年唐政府组织苏敬等人集体编修本草著作，于659年完成《新修本草》。这是中国古代由政府颁行的第一部药典，也是世界上最早的国家药典，它比欧洲1542年颁行的《纽伦堡药典》早883年。该书共54卷，包括本草、药图、图经三部分，在国内外影响较大。

24
唐代丝绸之路中外医学交流的代表性事件有哪些?

　　唐代是丝绸之路发展的繁荣鼎盛期。通过丝绸之路，东西方的各国从官方或民间层面，都进行了全面而友好的交往。丝路的畅通，进一步促进了东西方文化思想的交流，中医药文化也借助于此而广布周边、驰名海外。公元2世纪末，中医著作《黄帝内经》《伤寒论》就已传入朝鲜半岛。晋至隋唐时，高句丽、百济、新罗都曾派遣留学生到中国。公元514年，中国针灸术传入朝鲜。公元541年，梁武帝应百济国王的请求，派遣博士、工匠、画师等奔赴百济传播经义、阴阳五行理论及药物知识。公元561年，苏州人知聪携中医药经典前往日本，传授中医学，促进了日本医学的发展。公元693年，新罗国设立医学博士，专门教授中国医学知识。公元754年，大唐鉴真和尚历尽艰辛到达日本，讲经传医，被尊奉为"药王""日本神农"。约公元9世纪，阿拉伯人伊本·胡尔达兹比赫著有《省道记》一书，首次记载了中国产的肉桂，将土茯苓命名为"中国根"，此药后来被西方人用于梅毒的治疗。

25
"倒骑驴的张果老"有哪些中医药故事?

　　唐代的张果老，本名张果，名列"八仙"之一，是一个家喻户晓的人物。有学者考证，唐代唐玄宗御敕古碑记载，张果老乃邢州广宗人，即今河北省邢台市广宗县人。根据《顺德府志》和《广宗县志》记载，邢台市广宗县有张果老墓、张果老井等古迹，今遗迹尚存。清代光绪十年（公元1884年）的《畿辅通志》第135卷载，唐代张果撰写了《伤寒论》一卷，但没有流传下来。

26 唐代河北名人的"嗜医"之风表现在哪些方面？

唐代有很多文人雅士都喜欢收集医药方子，以备不时之需。河北的历代文人名士，也有很多人收集、编写医药方书，见于史册的唐代学者，也有很多人。

宋侠，唐代医学家，河北邯郸人，撰《经心录》，但该书已佚。崔行功，河北井陉人，著有《崔行功集》，医学著作《崔氏纂要方》《千金秘要备极方》（见《宋书·艺文志》）。贾耽，河北南皮人，唐代著名的政治家，地理学家。光绪年间的《天津府志》收载贾耽撰写的《备急单方》，还记载贾耽撰写《医牛经》，这也是较早的关于兽医方面的著作。崔元亮，河北邯郸人。根据光绪重修本《广平府志》记载，崔元亮撰写了《海上集验方》。李绛，唐代中期政治家、宰相，河北赞皇人。根据康熙年间的《赵州府志》记载，有李绛撰著的《兵部手集方》，这是他对于医学经验积累所收集的有效方书。

27 宋代皇帝有哪些医药情缘？

宋代中医药学继续发展，几乎达到了封建社会的顶峰。科学技术的迅速发展，相对宽松的政治氛围，促进了各种学术理论的创新与活跃。其中，统治者的大力支持与"身体力行"，也成为宋代中医药事业不断提升的重要推力。宋仁宗认为，针灸之法，应极其慎重，腧穴定位稍有偏差便会危及生命，遂特命翰林医官王惟一主持铸造闻名世界的针灸铜人。王惟一在公元1026年撰写完成《铜人腧穴针灸图经》，木刻刊本发行全国，并刻石碑立于汴梁城相国寺内。在宋仁宗支持下，成立校正医书局，这是世界上较早的国家级古医籍校刊机构。宋徽宗在公元1118年，亲自编著完成《圣济经》，共10卷。本书分体真、化原、慈幼、达道、正纪、食颐、守机、卫生、药理、审剂10篇，以阐述《素问》要义为主，论及阴阳五行、运气、体质、色脉诊、药物、方剂、养生、食疗、气功、孕妇养护、婴儿养护及各种病证等。

2 8
宋代中医教育的特色是什么？

两宋时期，政府十分重视中医教育，设立"太医局"，培养中医人才。学生所学课程包括《黄帝内经》《难经》《伤寒论》等；教学方法也有很大改进，如针灸医官王惟一曾设计铸造两具针灸铜人，作为针灸教学和医师考试之用。考试时，考官将铜人穴位注水，外用蜡封。考生如取穴正确，可针进水出，这是中国医学教育的创举。

2 9
宋代的河北医药名家有哪些？

李昉，河北省衡水市饶阳县人，宋代著名学者。李昉主编了巨著《太平御览》，全书共一千卷，分五十五部，编撰时广采各种书籍一千六百多种。贾黄中（公元945—1001年），河北省南皮县人。年十五，举进士，授校书郎，集贤校理。著有文集三十卷，《宋史本传》行于世。根据光绪十年的《畿辅通志》第135卷记载，贾黄中撰《神医普救方》一千卷，目录十卷，可以说是宋代以前医学经验的集大成之作。卢昶，河北省文安人，宋代医家。根据咸丰《大名府志》和光绪《顺天府志》记载，他出生于医学世家，奉皇帝谕旨校正《和剂局方》，并做删补。他的著作有《医镜》《伤寒片玉集》等，可惜未能流传后世。窦材（约公元1076—1146年），河北省正定人，重灸派的中坚人物，主张扶阳以灸法第一，丹药第二，附子第三，著有《扁鹊心书》，注重温养阳气，禁戒寒凉，十分推崇灼灸之法。

　　韩祗和（约公元1030—1100年），河北人，精研伤寒之学，推崇张仲景学说之精要，能变通于其间。撰有《伤寒微旨论》两卷，辨析《伤寒论》辨证用药理论，对于后世温病学的形成起到了重要的奠基作用。

30
活字印刷术对中医的发展有什么促进作用？

　　宋代活字印刷术的发明，为出版历代重要医籍提供了重要支持。公元1057年，宋政府设置校正医书局，集中了一批著名医家，对历代重要医籍进行了有计划的搜集、整理、考证和校勘，使许多重要医籍得以保存刊行，为中医学的发展做出了巨大的贡献。宋代在中医药各科都取得了重要成就，先后有陈自明《妇人良方大全》，钱乙《小儿药证直诀》，宋慈《洗冤集录》，官修药典《开宝本草》《嘉佑本草》《本草图经》等巨著问世。

③1 宋代的医事管理机构及职责有哪些？

宋代社会经济繁荣，在医疗事业上，设有类似于现代的医疗管理机构、药政管理机构、医疗教育大学。各地方行政机关也设有官办医院及制药工厂，政府和民间还设立多种卫生福利设施，对贫苦患者进行救治。主要机构如下。

● **翰林医官院**　国家最高医疗管理机构，负责编纂医书，整理医疗药材，选拔医药人才。

● **御药院**　负责为皇宫采购、加工和管理药品。因事关皇室的健康与安危，故监察太监成为事实上的最高领导。

● **太医局**　最高医学教育机构，为国家培养和输送专业医学人才。每年春季招生，学生年龄均在15岁以下。

● **熟药所**　世界最早开办的国家级药局，负责专业采购和加工药材、出售成药。

● **医学**　独立于中央太医局的机构，隶属于国子监，让参与科举考试的儒生回答一些与医药相关的命题，使其即便在科考失利的情况下，也有机会选择当一名济世救民的良医。

● **和剂局**　官办制药机构，生产成药时按照严格的官方标准制成各种丸、散、膏、丹及饮片。

● **药材所**　负责药材的收购和检验，同时设置专员负责药材的质量和用药安全。

● **安济坊**　主要为收治的传染性患者进行隔离治疗。每所安济坊通常有十余间病房，患者分开居住以防互相传染。此坊兼有慈善救济功能。

- 福田院　收容老幼、乞丐、残疾人员，由官方创办并负责运营管理。

举子仓、慈幼局、婴儿局、广惠仓、漏泽园等为民间慈善机构。举子仓、慈幼局负责收养遗弃的婴儿，广惠仓负责救济灾荒，漏泽园负责安葬逝者。

- 街道司　政府环卫部门，负责京都街道的维修、绿化、洒水等卫生工作。

- 校正医书局　著名医学家和学者有组织地对历代重要医籍进行搜罗整理、校勘的机构，为世界上较早的国家卫生出版机构。该机构为宋仁宗创立，是中国医政史上的一个创举。它集中人力物力对古典医籍进行系统整理，以著名的"嘉祐八书"为代表，即《黄帝内经·素问》《针灸甲乙经》《本草图经》《脉经》《伤寒论》《备急千金要方》《金匮要略方论》《外台秘要》。

32
宋代解剖学与法医学成就的突出表现有哪些？

宋代医学制度的改革创新，有力地促进了中医药事业的发展。人体解剖学取得了长足的发展和进步，以《欧希范五脏图》《存真环中图》为代表。

欧希范是北宋年间的一个起义军首领，庆历年间（公元1041—1048年）被统治阶级所诱杀。行刑时，州吏吴简命医生与画工剖腹探索，对尸体的喉部、胸腹腔脏腑进行了详细的观察及比较，并由画工绘成图谱。

杨介曾为太医生，因以奇方异法治愈了宋徽宗的疑难杂症而名震京师。他在临证之余，精研脏腑内景和形体骨度，厘正宋代以前有关脏腑图形的资料，实图绘制了我国较早的人体解剖图谱——《存真环中图》，为中医学的发展做出了突出贡献。

《洗冤集录》是中国现存第一部系统论述古代司法检验的专著，后世法医著作大多以此为蓝本，或加以注释、增补，也对世界法医学发展做出了巨大贡献。

33
清明上河图中的医药元素有哪些?

生活在北宋年间的画家张择端绘制的《清明上河图》，真实反映了汴京及汴河南岸（今河南开封）的自然风光和街市繁荣的场景，从图中可以看出当时店铺星罗棋布，各类招牌林立，商贾云集、人流如织，一派繁华的都市景象呈现在我们眼前。在鳞次栉比的屋宇和摩肩接踵的人流中，有几处中药铺清晰可见，如在街市的最西面，有一处坐北朝南、面积较大的门面，大门上方悬挂一匾额，上书"赵太丞家"四个大字。太丞即太医丞，是宋代太医局主管医药的官员，官从七品。这家药铺所处的地理位置也非常优越，室内摆放有柜台和药柜，前面设有座椅，坐着一位妇女，怀抱小儿，旁边还有一人站立；妇女前面还站立着一位长者，正俯身探视，在为小儿诊治，看来此人便是主治大夫赵太丞。大门左右两侧立有高大招牌，西面上写"治酒所伤真方集香丸"，东面上写"大理中丸医肠胃"。集香丸和大理中丸均为中医方剂名，收录于《太平惠民和剂局方》和《圣济总录》。集香丸具有宽中顺气、消积解酒之功效，主治胸腹胀闷疼痛、嗳气吞酸、恶心呕吐，或因酒过伤、脾胃不和等病症。大理中丸可用于脾虚胸膈痞闷、心腹疼痛、不思饮食等病症。旁边招牌上还有"五劳七伤""理小儿贫不计利"等字样。中医学上的五劳指的是心、肝、脾、肺、肾五脏的劳损，七伤指的是七情之伤，即喜伤心、怒伤肝、悲忧伤肺、思伤脾、恐伤肾。从这些招牌可以看出赵太丞擅长内科、儿科，而且医德高尚。在赵太丞家东面不远的十字路口处，有一家大型药铺，门前高高地竖着一个招牌，上面书写着"刘家上色沉檀楝香"，"铺"字被一个独轮车阻挡，大门上方的横匾额上，"沉檀""丸散""香铺"几个字依稀可辨。从门前车水马龙、人流熙熙攘攘的情形看，此店应为一个规模很大的香药铺，以大宗批发为主，兼营零售，生意十分兴隆。宋代医方，推崇"香药"，《太平惠民和剂局方》中"治一切气"方以香药为主，如丁香、檀香、麝香、乳香、沉香等，宋代各种《香谱》记载的香药多达百种。刘家香药铺北面的东西大街上有一处门面，门前立有一块大招牌，上书"杨家应诊"四个字，由此可推断，此处是一位姓杨的大夫开的诊所。门前一人站立，似乎在迎接前来就诊的人，服务之热情可见一斑。还有两人在大门外聊天，好像是在送一位刚刚在此就医的患者，反复向其交代服药剂量和方法，患者有些依依不舍。还有一个老者正在牵引着一个孩童去药铺就诊，前方一辆马车拉着一位患者急着赶路回家。《清明上河图》中密度如此高的药铺和诊所，正是当时社会中医蓬勃发展的真实写照。可见宋代社会稳定、经济繁荣，为医学的发展创造了良好的条件。

34

"金元四大家"是谁？他们的贡献如何？

金元时期，由于连年战祸而疫病增多，时代在呼唤更新更有效的医学理论和医疗手段，从而出现了许多致力创新的医学流派。其中最具代表性的当属金元四大家，即被后世称为"寒凉派"，多用寒凉药物的刘完素；多用汗、吐、下三法以攻邪，被后世称为"攻下派"的张子和；重在温补脾胃，被后世称为"补土派"的李杲；以养阴降火为主，被后世称为"养阴派"的朱震亨。

3 5
如何理解"一部中医史，半部河北人"？

悠悠燕赵，名医众多，大家辈出。河北是中医药的发祥地之一，拥有丰富的始祖文化，是中医理论之滥觞；扁鹊针药并用，精通各科，首创四诊合参，提倡未病先防，被尊为"医祖"。河北是中医学派之源，是金元学术创新、门户分立的主要地域。金元时期，河北医家争鸣学术、创新理论，是经典诞生之后，中医理论的第二次大发展。《四库全书提要·医家类》云："儒之门户分于宋，医之门户分于金元。"医学争鸣之地就在河北。宋金元时期，河北这方热土成了全国的医学中心和学术高地，代表着活跃的创新能力、先进的医学思想和正确的治疗方法。金元四大家（刘完素、张从正、李杲、朱震亨），河北有其二（刘完素、李杲），另外两家，都直接或间接受其影响。河间学派衍生了攻下派和滋阴派，是温病学的先驱；易水学派衍生了补土、温补等学派，脏腑辨证法成为后世主流的辨证方法。明清时期，虽然医学中心南移，河北大地仍出现了众多医家，诸如王清任、张锡纯等。纵观历史，燕赵医家对中医理论贡献巨大，在中国医学史上具有重要地位，可谓"一部中医史，半部河北人"。

　　● 窦材（约公元1076—1146年）　宋代医家，真定（今河北省正定县）人。他受道家思想影响，著成《扁鹊心书》。窦材主张扶阳以灸法第一，丹药第二，附子第三。常从肾脾着手，注重灸法，并创造睡圣散以减轻艾灸时的痛苦。他非常强调阳气在人体生理、病理的重要作用，认为阳气的盛衰是人体生长衰老的根本，阳气的有无是人生死存亡的关键。

- 窦默（公元1196—1280年）　字汉卿，初名杰，后改名为默，字子声，广平肥乡（今河北省肥乡）人，元初著名理学家、教育学家、针灸学家。在蔡州（今河南汝南）遇名医李浩，学习铜人针法，学成后回到原籍，从事医疗和教授医学等，以针术闻名于时。元世祖忽必烈召聘任昭文馆大学士、太师等职，后人称其为窦太师。他的"流注八穴""补泻在于手指"等针灸学说，对后世针灸医家颇有影响，撰有《针灸指南》《流注指要赋》《标幽赋》等著作。

- 刘完素（公元1110—1200年）　字守真，号通玄处士，金代著名医家，河间人，又称"刘河间"，金元四大家之一。精研《素问》数十年，对运气学说提出了精辟的见解。他尤其强调火热致病的理论，治病多以降心火、益肾水为主，善用寒凉药，后世称为"寒凉派"。主要著作有《素问玄机原病式》《素问病机气宜保命集》《宣明论方》《三消论》等。保定刘守真庙，位于保定市西南部天威路，紧邻保定市中医院（原守真中医院），刘守真祠庙建在先，保定市中医院建在后，这种"庙院合一"形式在全国是唯一的。1984年刘守庙被保定市政府列为市级文物保护单位，2006年被国家中医药管理局列为"全国中医药文化宣传教育基地"。

- 张元素（公元1131—1234年）　字洁古，易州（今河北省易县）人。自幼攻读四书五经，后来抛弃科举，专心学医。鉴于医界泥古之风，提出"运气不齐，古今异轨，古方新病不相能也"的见解，强调因时、因地、因人制宜。他善于化裁古方，自制新方，主要贡献有脏腑辨证说和遣药制方说，是易水学派的鼻祖。主要著作有《医学启源》《珍珠囊》《脏腑标本寒热虚实用药式》等。

● 李杲（公元1180—1251年） 字明之，晚号东垣老人，真定（今河北省正定）人。拜名医张元素为师，尽得其传。他生逢战乱年代，在临床实践中发现，由于饥饿寒冷和精神刺激所致疾病，最易耗伤人体元气，提出了"内伤学说"，治疗上强调脾胃，升提中气，自制补中益气等方剂。后世称以他为代表的学术流派为补土派。主要著作有《内外伤辨惑论》《脾胃论》《兰室秘藏》等。

● 王好古（公元1200—1264年） 字进之，号海藏，赵州（今河北省赵县）人。曾经与李杲一起学医于张元素，年辈较李杲为晚，后又从师于李杲，尽传李氏之学。在张、李二家的影响下，王好古又着重研究《伤寒论》，而独重研究阴证，临床主张温补脾肾，另成一家之说。主要著作有《阴证略例》《汤液本草》《医垒元戎》《此事难知》等。

● 罗天益（公元1220—1290年） 字谦甫，真定路藁城（今石家庄）人，元代著名医学家。幼承庭训，攻读诗书。及长，逢乱世，弃儒习医。时名医李杲年迈，欲传术于后世。天益愿从之学十余年，尽得其妙。并曾学针灸于窦汉卿，入元后，任御医。他整理刊行多部李杲的医学著作，对传播"东垣之学"起到了重要作用，是易水学派重要医家。主要著作有《卫生宝鉴》《内经类编》等。

● 王清任（公元1768—1831年） 字勋臣，直隶玉田（今属河北）人，清代著名医家。王清任十分强调医生了解人体脏腑的重要性，认为"著书不明脏腑，岂不是痴人说梦；治病不明脏腑，何异于盲子夜行"。敢于质疑古籍关于人体脏腑的记述，亲身到义冢和刑场去观察尸体内脏，后绘成人体内脏图形，连同自己的医学论述，写成《医林改错》一书，并化裁出一些重在补气行气、活血化瘀的方剂，至今在临床广泛使用。

● **魏荔彤**　字赓虞，号念庭，又字淡庵，号怀舫，直隶柏乡（今河北省邢台柏乡县）人，生卒年代不详。清代理学家、易学家、医学家。十二岁补诸生，后为内阁中书舍人，历任漳州府知府、江苏按察使等职。中年患痿痹疾，更潜心医学，有《伤寒论本义》《金匮要略本义》行于世，另有《素问通解》《灵枢经通解》，惜未见流传。

● **张锡纯**（公元1860—1933年）　子寿甫，河北省盐山人，清末民国间医家。民国初年，曾在国民党军阀统治的部队里任军正数年，后在沈阳创办立达中医院，在天津办国医函授学校。曾自学西医，并能吸收西医长处以补充中医，所著《医学衷中参西录》，是对中西医学术沟通的大胆尝试。他是卓越的临床家和中西医汇通派的著名代表人物，在中国医学史上有重要的地位，与慈溪张生甫、嘉定张山雷并称为"名医三张"。

36

"东垣古城"今昔如何？

东垣古城——最初是战国时期中山国重要城邑之一。后归属赵国，秦灭赵国后，改置东垣县，设恒山郡。汉武帝改东垣为真定国，取"真正平定"之意。东汉废真定国改为常山郡。东垣古城先后作为县、郡、国之治所，前后达千年之久。北魏常山郡迁治于滹沱河以北的安乐垒，隋时，真定县也迁于安乐垒，东垣城就失去其政治、经济都会的地位，沦为"故城"。金元时期名医李杲，一生奔波流离，晚年回到故乡（真定），自号"东垣老人"。东垣古城，目前仅存遗址，位于石家庄市长安区高营镇东、西古城村。2013年东垣古城遗址被列为全国第七批重点文物保护单位。

3 7
明代中医药学发展的突出成就有哪些？

明代，在中医药文献的整理总结和各科临床领域都取得了很大发展，如徐春甫的《古今医统大全》、张景岳的《景岳全书》、杨继洲的《针灸大成》、汪机的《石山医案》，等等。中药学最突出的2部著作，一部是官修大型综合性本草著作《本草品汇精要》，以工笔彩绘1358幅精美的药图；另一部就是伟大医药学家李时珍（公元1518—1593年）所著的药学巨著《本草纲目》。此书在前人本草著作的基础上进行彻底修订，参考文献700余种，历时27年之久，在李时珍去世3年后首次刊行。《本草纲目》载药1892种，附方11000多个，采用当时最先进的分类法，体例详明、用字严谨，不仅是一部药物集大成之作，还是一部研究动物、植物、矿物的巨著，被英国生物学家达尔文誉为"中国百科全书"。李时珍对药物进行实地考察和整理研究，用实事求是的科学态度更正了古代本草中不少药物品种和药效方面的错误。这部书出版后流传海内外，对世界医学的发展做出了巨大贡献。

3 8
明清时期中医药发展的总体情况如何？

明清时期，中医药理论体系趋于成熟，临床各科诊治水平明显提高，中医学各类著作医典大量出现。温病学说的形成，对预防和治疗传染病起到了十分积极的作用；人痘接种预防天花，书写了中国乃至世界医药史上光辉灿烂的一页；李时珍历时27年之久所著的《本草纲目》，对中国和世界药物学发展做出了巨大贡献。

值得注意的是，明清时期，封建专制集权制度达到了历史顶峰。各行业多采取世袭制度，民、军、医、儒、灶、僧、道、匠等，大多子承父业，如祖上为医户，子孙则多世代从医。这种制度有很大的职业连续性，但在一定程度上也影响了医学的交流与创新，但也保证了医学人才的质量，有利于医学的专业化，许多影响后世的医学著作均是在此时完成。明清时期中医药的发展，带动了中药堂、中药铺的兴起。创始于明代的广誉远，是中医药历史上现存最悠久的中华老字号，之后又陆续出现同仁堂、雷允上、九芝堂等老字号。古代由于卫生条件和医疗水平有限，传染病一直没有得到过有效的控制。明清时期，随着中医药理论认知及医疗实践的提升，医学界形成了较为系统的疫病学说，探索出一些相对成熟的防疫手段和措施，收到了较为满意的效果。

39
明清时期的著名医家有哪些？

● 李时珍　明代著名医药学家。他历经27年之久写成的《本草纲目》，收载药物1892种，附方10000多个，对中国和世界药物学的发展做出了杰出贡献。这部著作自1593年起，先后被翻译成日、法、英、德、俄等多国文字，在世界广泛传播，产生了深远的影响。

● 王清任　清代具有革新精神的医学家，今河北省玉田人，精于医术，在嘉庆、道光年间名噪京城。他发现了古籍中记述的脏腑形态存在很多谬误，经过多年的不懈努力，把所了解的人体内脏绘成脏腑图42件，连同其他医论，于1830年著成《医林改错》，被梁启超誉为"诚中国医界极大胆之革命者"。

● **唐大烈**　清代医家，今江苏苏州人。曾任典狱官，并为狱中的犯人诊病。他仿效康熙年间孟起所辑《吴中医案》一书，将江浙地区40余名医家的文章汇集起来，内容包括医学论述、专题评论、验方、考证、笔记等，命名为《吴医汇讲》（公元1792—1801年刊），为具有医学刊物性质的早期文献。

● **俞震**　清代乾隆年间著名医学家。自幼博览群书，后因体弱多病，转而习医，并著成《古今医案按》。该书通过加按的形式分析各家医案，针对以往各家案例并结合自身临床经验，析疑解惑，明确指出辨证施治的关键所在，为研究前人医案难得的佳作。

● **魏荔彤**　清代医学家。根据乾隆三十一年《柏乡县志》记载，魏荔彤甚精仲景伤寒学，纂释有《金匮要略方论本义》《伤寒论本义》，但均惜佚。

● **杨照藜**　清宣宗道光二十五年（公元1845年）进士，精于医学。著有《温病纬》。杨照藜为清代河北的温病学家，他对于医学有非常深刻的见解，其论述的高妙之处，主要附载于王孟英所整理的医学著作里，以及他对给这些著作所做的序言里。杨照藜与王孟英是好朋友，王孟英是著名的温病四大家之一。在王孟英还未成名的时候，杨照藜在精神和物质上，都给了他极大的帮助。杨照藜与王孟英的友谊，是弘扬中医事业的一种高尚情操，值得后人借鉴发扬。

40

名医施今墨在中医"救亡图存"中发挥了哪些积极作用？

施今墨，浙江萧山人，曾随舅父学习中医，精通中医理论，1902年就读于山西大学，1903年转入山西法政学堂，1906年保送至京师法政学堂，后加入同盟会。1917年任湖南教育厅厅长，但不到一年即弃政从医。1921年更名为"今墨"，表示要以墨子"兼爱"思想施医于民。曾创办香山慈幼园，负责孤幼儿教育和卫生保健。他医术精湛，曾为孙中山、杨虎城等人治病，并担任过冯玉祥部队的医学顾问。中华人民共和国成立后，施今墨先后在北京各大医院工作。他对临床各科均有深入研究，为我国近代四大名医之一。

1929年，国民政府以"愚昧落后""阻碍科学"等理由，通过了"废止中医案"，此政令一出，震动了整个中医学界。近代名医施今墨和爱国人士团结一致，成立中医工会，组织成立了华北中医请愿团，数次赴南京请愿，以求力挽狂澜。在全国舆论压力下，国民政府只得收回成命，中医赢得了生存下去的机会。在艰难的环境下，中国医学界坚持理论研究与临床治疗，成立了诸多学会或学术团体。1907年，日本留学生在东京发起成立中国药学会。1915年，中国博医会和中华医学会在上海成立，前者以西方医学传教士为主，后者由中国医学界人士创建。1932年，中华医学会与中华博医会合并。

41 中西汇通学派的代表医家有哪些?

19世纪中叶后,西方医学大量传入我国。在这种形势下,一部分中医医家,以西医的解剖学、生理学等知识验证中国的古典医理,主张取长补短、互相学习,共同用于疾病的治疗,收到了良好的效果。这些医家被后世统称为"中西汇通学派",主要的代表人物有唐容川、恽铁樵、张锡纯、朱沛文等。

● 唐容川　早期中西医汇通的代表,19世纪后半叶,面对西医在中国的迅速传播,他力主顺乎潮流,第一个明确提出"中西医汇通"的口号,主张"折衷归于一是",认为中西医学的原理是相通的,重中轻西,是厚古薄今的行为。唐容川的代表作品是《中西汇通医书五种》,刊于1892年,包括《中西汇通医经精义》《金匮要略浅注补正》《伤寒论浅注补正》《血证论》《本草问答》,是较早试图汇通中西医学的论著。

● 恽铁樵　具有较为深厚的国学功底且通晓英语,广泛接触中西文化,对中医和西医都进行了较为深入的研究,提出了许多独特的见解。他在《伤寒论研究·总论》中强调指出"今日医学改革,如非与西洋医学相周旋,更无第二途径""中医而有演进之价值,必能吸收西医之长,与之化合,以产生新中医""中西医之不同,乃由于中西文化之不同"等观点。

● 朱沛文　清代医家,近代中西汇通名家之一,主要著作有《华洋脏象约纂》。朱沛文治学强调读书与临证相结合,主张读书以"培其根底",临证以"增其阅历"。提出学医要"溯医源、参证候、习方药、研脉法"的观点。

4 2
张锡纯的主要生平事迹有哪些?

张锡纯,河北省盐山县人,中西医汇通学派的代表人物之一。他在充分吸取前人经验和见解的基础上,不以中西之界横亘胸中,在立足我国传统医学的基础上,采西人之长,补吾人之短,确立"衷中参西"的汇通原则。张锡纯注重临证治疗,尤其是在药物治疗上沟通中西医学,为中西汇通提供了一种新的重要思路。

张锡纯自幼跟随父亲学习中医,1885年,治愈了一个当时许多名医都束手无策的危重病例,颇受高鲁轩、毛仙阁等中医名家的称道和赞誉。1893年,第2次参加秋试再次落榜后,遵从父命改学医学,上至《黄帝内经》《伤寒论》,下至历代各家学说,无不通览,同时开始接触西方医学。1902年,他曾用大剂量山萸肉、党参、山药治愈一位因为霍乱而生命垂危的患者,名噪乡里。1904年,中国废科举、兴学校,张锡纯成为盐山县唯一可教代数和几何的教员。受时代思潮的影响,他萌发了衷中参西的思想,遂潜心于医学。1909年,完成《医学衷中参西录》前三期的初稿,此时已年近50,在国内颇有名气。1911年,张锡纯应德州驻军统领之邀,任军医,开始专业行医生涯。1916年,在奉天(今沈阳)开设近代第一家中医院——立达医院,被聘为院长。1919—1920年,中国北方霍乱流行,张锡纯自配中药,免费为穷苦的病人发放,将"急救回生丹"和"卫生防疫宝丹"两方登载于《北洋公报》,救人无数。1928年,定居天津,创办天津"国医函授学校",并设立"中西汇通医社",培养大量中医人才。阿司匹林石膏汤是张锡纯的自拟方,见于他的著作《医学衷中参西录》。书中论述道:"石膏之性,最宜与西药阿司匹林并用。

盖石膏清热之力虽大，但发表之力稍轻。阿司匹林味酸性凉，最善达表，使内郁之热由表解散，与石膏相助为理，实有相得益彰之妙。"

4 3
红军在井冈山最早建立的医院是什么？

　　1927年10月，红军以卫生队为基础，在井冈山宁冈茅坪的攀龙书院，成立了茅坪医院，这是红军在井冈山最早建立的医院。医院设有医务室、药房和病房，可收治伤员40～50人。发生战斗时，医院便派出医务人员跟随部队，及时在火线上救治伤员，为部队的机动作战提供了有力的保障。在药品及器械稀缺的背景下，红军医务人员采集金银花、车前草等中药进行外伤消毒和预防流行性感冒。广泛利用当地流传的中医单方和自制中草药，内服外敷，治愈了许多伤病员。1928年，小井红军医院开始兴建。红军和广大人民群众建起了一栋两层的木质结构小楼，共32个房间，可容纳200多名伤病员接受治疗，这也是红军的第一所正规医院。

4 4
杜伯华的故事，你了解多少？

　　1931年，河北人杜伯华在吉林榆树开办了"华昌药房"，后成为榆树地区首个党的地下联络站负责人。1940年他调任到晋察冀军区，开始组织药品生产，为前线供给特殊药品，为粉碎敌人封锁发挥了重要作用。1941年6月，杜伯华在新药品试验中不幸中毒，经抢救无效，以身殉职。杜伯华的遗体安葬在了河北省唐县神仙山麓，与伟大的国际主义战士白求恩为伴。

45

白求恩大夫的事迹你了解多少？

1939年11月，伟大的国际主义战士白求恩大夫不幸逝世。他是加拿大共产党员，国际著名胸外科医生。中国抗日战争爆发后，他率领由加拿大人和美国人组成的医疗队来到中国解放区，1938年到达延安，不久后转赴晋察冀边区工作。在华期间，白求恩组织制作各种医疗器材，给医务人员传授知识，编写医疗图解手册，培养医学人才，为中国人民的解放事业做出了不可磨灭的贡献。

46

柴胡注射液的故事你知道多少？

河北太行山区种类繁多、数量充足的野生药材很早就引起八路军注意，在缺少西药的情况下，这些中药药材被广泛运用到战场上，其中柴胡作为消炎、增强免疫力和抗病毒的重要中药，一直被八路军使用。但传统的口服方法见效慢、不易保存运输，难以适应战时的应急需要。为方便携带，八路军利华制药厂将柴胡制成柴胡膏，但临床效果并不理想。1941年，利华制药厂研究人员提出用柴胡制作针剂的主张和设计方案并牵头研制。根据地没有专门的蒸馏设备，研究人员就用废白铁皮焊成水蒸气装置，把蒸气通到放有柴胡的罐中，再连接焊接的冷却器装置收集蒸馏液。柴胡注射液稳定性较差，容易发生变色、浑浊，在技术操作层面有相当大的难度。开始蒸出的柴胡液是浑浊的，上面漂浮着一层油，之后经第二次蒸馏，蒸出了透明的柴胡液体。研究人员在自己身上进行疗效试验，后又在医院内扩大临床观察，确认效果良好之后，这种针剂被正式命名为"柴胡注射液"。

47
关于第一届全国卫生工作会议，你知道多少？

　　1950年8月，第一届全国卫生工作会议在北京召开。会议认为，中医在中国历史悠久，中医师数量多、分布广泛，是保障中国人民健康不可缺少的一种力量。中医从业人员学习科学理论，帮助他们总结经验。同时，西医也必须注意中国人民的生活习惯，学习农村中医接近群众的作风，中西医一起在为人民服务的目标下紧密团结尤为重要。会议确定了中华人民共和国卫生工作的三大方针：面向工农兵、预防为主和团结中西医。毛泽东主席为第一届全国卫生工作会议题词"团结新老中西医各部分医药卫生人员，形成巩固的统一战线，为开展伟大的人民卫生工作而奋斗"。

48
朱琏为我国的卫生事业做了哪些贡献？

　　朱琏，江苏人，1932年到石家庄，任正太铁路局医生，以此为掩护从事革命活动。1935年加入中国共产党。石家庄市委成立后，她辞去正太铁路医院职务，开办诊所，继续开展党的工作。组织抗日团体，开展抗日宣传活动。中华人民共和国成立后，她担任卫生部妇幼卫生司副司长、针灸疗法实验所所长等职，专注于研究针灸学，出版了《新针灸学》一书，为推进中医针灸事业做出了重要的贡献。

49
20世纪80年代后期，
中医药发展的"大事记"有哪些？

1982年4月，原卫生部在湖南省衡阳市召开了全国中医医院和高等中医教育工作会议。会议明确了中医、西医、中西医结合三支力量都要大力发展、长期并存的基本方针，提出了突出中医特色、发挥中医药优势、发展中医药事业的根本指导方针，为中医药事业的发展指明了前进的方向，成为中医药事业迅猛发展的转折点。衡阳会议后，涉及加快中医机构建设、加速中医药人才培养、建立健全符合中医发展规律和特点的规章制度、加强中医专科建设等方面的措施相继出台。

1985年，中国民间中医医药研究开发协会成立，领导题词：中医中药来之民间，用科学方法加以研究提高，再用之民间，为人类造福。

1986年，国务院决定成立国家中医管理局。1988年，更名为国家中医药管理局。

1991年10月，国家中医药管理局和世界卫生组织联合在北京召开国际传统医药大会，40多个国家和地区的传统医学专家参加了会议。

50
1949年后，有突出贡献的河北医家有哪些？

中华人民共和国成立后，河北中医界继续为国家的预防卫生和医疗保健事业做贡献，受到相关部门的表彰，一些经验在全国推广。对于这些经验，一时间难以尽述，现选择有代表性的人物、事件加以说明。

●　**传播中医学术的杨医亚**　杨医亚（公元1914—2002年），河南省温县人，中医内科专家，当代知名中医学家，河北中医学院（现河北中医药大学）教授，1983年加入中国共产党。杨医亚先生担任的重要社会职务有九三学社社员、政协石家庄市第五届常务委员、中华全国中医学会第一届理事、河北中医学会副理事长、卫生部高等医药院校医学专业教材编委、中国医学百科全书编委、北京光明中医学院顾问、河南张仲景国医大学名誉教授、河北省中医理论整理研究会主任、中国中医研究院研究生论文答辩委员会委员、全国民间子午流注针灸联谊会名誉会长等40余个。根据学者们的研究，杨医亚一生创办杂志，著书立说，兴办教育，为中医药事业的传播、光大，做出了不可磨灭的贡献。

●　**郭可明治石家庄乙脑经验**　郭可明（公元1902—1968年），河北正定人，字大德，是我国著名中医学家、温病学家。郭可明先生长于中医内、外、妇、儿各科，尤其对温病的研究有独到见解。1954—1956年间，郭可明对流行性乙型脑炎治疗提出"清热、解毒、养阴"三大治疗原则，使用白虎汤和清瘟败毒饮，重用石膏治疗乙脑。因为在"乙脑"的治疗上所取得的辉煌成果，郭可明获得中华人民共和国成立后第一个部级科技进步甲等奖。

●　**北戴河医疗气功创三最**　医疗气功是中医学的一个重要组成部分，是中华民族在长期与疾病做斗争的实践过程中，形成的一类以自我身心锻炼为主的防病保健功法。早在《黄帝内经》中就有了关于练功理论与方法的很多论述。"气功"这个名称出现比较晚，刘贵珍是重要的传承医家。创建于20世纪50年代的河北省医疗气功医院是原卫生部唯一批准的公立医疗气功机构和国家中医药管理局唯一指定的医学气功教育基地，其在中国医疗气功史上创造了三项"中国之最"：一是规模全国最大；二是开展气功医疗全国最早；三是培训人数全国最多。

● **治梅毒的中医专家盛子章**　盛子章（公元1897—1969年），河北隆化人。中华人民共和国成立后，他响应政府号召，在隆化县八达营组建了联合诊所，出任所长。盛子章研制的"三仙丹""清血搜毒丸"等治疗梅毒疗效很好，在我国解放初期消灭梅毒的斗争中，做出了突出贡献，被誉为"治梅专家"，受到人民的好评和政府表彰。

● **张大昌与敦煌卷子《辅行诀》**　《辅行诀脏腑用药法要》，简称《辅行诀》，相传由梁代陶弘景收集传统的中医方剂，以道家思想、五脏补泻原理编写而成，其中有许多方剂来自现已失传的《汤液经法》一书。《辅行诀》在唐朝之后失传，因为近代敦煌文物的发现而重新出土。据说此书原是在1907年，法国探险家伯希和在敦煌莫高窟发现许多古书卷，委由莫高窟道士王圆箓装箱，准备运回法国时，王道士受人所托，随意抽出一卷医书暗藏，此卷即《辅行诀藏府用药法要》。1915年为河北威县张渥南所购，传于嫡孙张大昌，张大昌先生将《辅行诀脏腑用药法要》手抄本献给中国中医研究院。《辅行诀》的出土、献书、整理、研究，引起了国内中医界的关注，成为了解中医早期发展的重要参考文献之一。

51
我国历史上著名的医学流派有哪些?

在中医药学数千年漫长的历史发展过程中，涌现出扁鹊、张仲景、孙思邈等众多著名的医家，他们在学术上各领风骚、独树一帜，具有不同的学术思想特点，又经过不断的发展，形成了不同的学术流派。中医医学流派之间的争鸣与渗透，促进了中医药理论的发展进步，推动了中医药学术的发展与提高。

● 医经学派

《黄帝内经》是中医四大经典之一，《黄帝内经》中记载的有关人体生理、病理、诊断及治疗内容，奠定了中医学阴阳五行、藏象、脏腑、经络、病机、辨证等学术理论的基础，对后世影响极大。医经学派是以整理、总结《黄帝内经》学术思想及历代研究成果的医学流派，代表医家有扁鹊、王冰、杨上善、林亿、吴昆等。

● 经方学派

"经方"早期指经验方，宋代以后，张仲景《伤寒杂病论》中的经典方被奉为"经方"。经方学派尊重经方组成，强调方证结合，并且按照经方分量的比例来运用，代表医家有方有执、柯琴、徐大椿、喻嘉言等。

● 伤寒学派

东汉末年，名医张仲景广集医方，总结汉代以前的医学成就，写成中医四大经典之一《伤寒杂病论》，确立了辨证论治原则，后经王叔和、孙思邈、庞安时、成无己等人的研究、注解与编次，不断发展，形成了以研究或阐发张仲景《伤寒杂病论》的辨证论治、理法方药为主要内容的伤寒学派，对后世影响颇深。

● 易水学派

金元时期，名医张元素探索脏腑辨证，在总结前人成就的基础上，创立了脏腑寒热虚实辨证体系，后经李杲、王好古、罗天益等门人弟子的不断发挥，在脏腑病机、辨证治疗等方面形成了深刻的理论特色，成为著名的易水学派，促进了中医药理论体系的进一步完善。

- 河间学派

宋金时期，名医刘完素发挥《黄帝内经》理论，提出"六气皆从火化"的观点，探讨火热病机，善用寒凉药物；后经穆大黄、马宗素、荆山浮屠等人的不断发挥，在阐发火热病机、治疗火热病证等方面形成了独具特色的学术思想，成为著名的河间学派，因善用寒凉药物，故又称"寒凉派"。

- 温病学派

明清时期，江浙一带瘟疫流行，名医吴有性认为瘟疫病机并非伤寒，从温热病机入手施治获效，并著《瘟疫论》一书；后经戴天章、余霖、叶天士、吴鞠通、王士雄等人的发挥，逐渐形成了以"卫气营血"辨证理论体系为主、临床注重保存津液、用药"轻、清、灵、巧"为特点的温病学派。

- 中西医汇通学派

近代以来，西方医学的理论、经验逐渐进入我国并发挥影响。在这种形势下，一部分中医医家在继承中医药理论的同时，开始接受西医学说，吸收西医学经验，促进了近代中医的发展进步，成为现代中西医结合发展的早期开端，代表医家有王清任、唐宗海、张锡纯等。

本草采菁 篇

《神农本草经》的价值如何？常见的中药剂型有哪些？我国主要的道地药材产区有哪些？中药的命名依据有哪些？反映中药炮制的代表著作有哪些？中药文化你知道哪些？"药都"是怎样形成的？世居于安国的卜氏家族你了解多少？中药与民俗文化的代表性渊源有哪些？文学作品中也交有弋裳生

5 2

《神农本草经》的价值如何?

秦汉以来,交通日渐发达,少数民族地区的犀角、琥珀、羚羊角、麝香,以及南海的龙眼等,渐为中原医家所采用。东南亚等地的药材也不断进入中国,从而丰富人们的药材知识。中国现存最早的药物学专著《神农本草经》就是当时流传下来的。它是秦汉以前数千年用药经验的朴素总结,载药365种,并记述了君、臣、佐、使、七情和四气五味等中药学理论。长期临床实践和现代科学研究证明该书所载药效大多是正确的,如麻黄治喘、黄连治痢、海藻治瘿等。

5 3

药用植物的栽培特点有哪些?

● **季节性强**　大多数种类药物的栽种期只有半个月到1个月左右,川芎、黄连等栽种期为几天到半个月。

● **田间管理的要求十分精细**　比如,人参、三七、黄连等需要搭荫棚调节阳光,忍冬、五味子等需整枝修剪。

● **须适时采收**　黄连需在生长5~6年后采收,草麻黄生长8~9个月后采收的有效成分含量高,红花开花时花冠由黄色变成红色时采收的质量最佳。

5 4
常见的中药剂型有哪些?

• **汤剂**　是将药物放置于砂锅内加水煎煮而成,具有吸收快、疗效显著的特点。

• **丸剂**　是将药物的细粉加入黏合剂混合而成,药效持久,但吸收缓慢,常用的类型有蜜丸、水丸等。

• **膏剂**　一般分为内服膏和外用膏药,前者多作滋补或止咳之用,主要治疗慢性病;后者多用于治疗风湿痹证。

• **针剂**　一般供注射用,具有见效快、应用简便等特点。

• **胶剂**　使用动物的皮肉、甲骨或角等加水反复熬制而成,多用于治疗慢性虚损病证。

• **曲剂**　多为药物成分和面粉混合成块状发酵而成,多用于脾胃虚弱。

• **散剂**　为中药粉碎混合而成的药粉,口服外用均可。对不宜加热、不溶于水的药物,制成散剂可便于服用。

• **酒剂**　以白酒为载体提取药物有效成分的剂型,一般用于风湿病证。

5 5
中药饮片的常见类型有哪些?

中药饮片是中药材按照中医药理论、中药炮制方法,经过加工炮制而成,可直接用于中医临床的中药。饮片的种类主要包括普通中药饮片、中药免煎饮片、中药颗粒饮片、中药破壁饮片、中药精致饮片等。饮片的常见规格有极薄片、薄片、厚片、斜片、直片、丝、段、块等。

5 6
我国主要的道地药材产区有哪些?

● **北药**　通常指河北、山东、山西、内蒙古中部和东部等地区出产的道地药材。比如:山西潞党参皮细嫩,质紧密、坚韧;河北酸枣仁粒大、饱满、油润,外皮色红棕;河北连翘身干纯净、色黄壳厚;河北易县、涞源县的知母,肥大、柔润、质坚、色白,嚼之发黏,称为"西陵知母";山东东阿阿胶,驰名中外。

● **关药**　指东北地区的道地药材。比如:人参产量占全国99%;辽细辛气味浓烈、辛香;北五味子肉厚、色鲜、质柔润;防风主根发达,色棕黄,被誉为"红条防风";鹿茸粗大肥壮、形态美、色泽好;蛤蟆油野生蕴藏量占全国99%。

● **怀药**　泛指河南境内所产的道地药材。以地黄、牛膝、菊花、山药这"四大怀药"为典型代表。

● **浙药**　指浙江及沿海大陆架生产的药材,以"浙八味"为代表,如白术、白芍、玄参、延胡索、杭白菊、笕麦冬、温郁金等。

● **云贵药**　滇南为我国少有的静风区,出产诃子、槟榔、儿茶等;滇北出产茯苓、木香、冬虫夏草等。贵州产的道地药材中有56个获得国家地理标志产品保护。

● **江南药**　包括湘、鄂、苏、皖、闽、赣等淮河以南省区所产的道地药材。江南湖泊纵横,素称鱼米之乡,道地药材品种较多。安徽滁州菊花、铜陵牡丹皮、霍山石斛、宣州木瓜;江苏的苏薄荷、茅苍术；福建的建泽泻、建厚朴；江西宜春香薷、丰城鸡血藤、泰和乌鸡；湖北大别山茯苓、北部蜈蚣、江汉平原的龟甲、襄阳麦冬；湖南平江的白术、零陵的薄荷等。

● **川药**　川渝地区是我国的著名药材产区。该地区地貌复杂，生态环境和气候多样，药材资源丰富，药材种植历史悠久，栽培加工技术纯熟，所产药材近千种，居全国第一位。

● **广药**　指广东、广西南部及海南、台湾等地的道地药材。其中，海南是槟榔、巴戟天、益智仁、砂仁的主产区，合称为"四大南药"；桂南出产鸡血藤、郁金、莪术等；珠江流域出产广藿香、化橘红等；阳春砂仁，量大质优；化州橘红，历史上曾被列为贡品；台湾樟脑，曾垄断世界市场。

● **藏药**　指青藏高原所产的道地药材。其中，甘松野生蕴藏量占据全国96%。冬虫夏草、雪莲花、炉贝母、西红花被称为"四大藏药"。冬虫夏草产于四川阿坝、松潘，青海玉树、果洛，西藏那曲、昌都等地，尤以生长在海拔4500米以上的西藏那曲的冬虫夏草为佳品；炉贝母产于青海玉树、四川甘孜等地。

● **西药**　指丝绸之路起点西安以西的广大地区（陕甘宁、青、新及内蒙古西部）所产的道地药材。陕西是当归、党参的主要产地；内蒙古南部是黄芪的商业基地，年收购量占全国80%以上。

57

河北省的知名道地药材有哪些？

● 北苍术

本品为菊科植物北苍术*Atractylodes chinensis*（DC.）koidz.的干

燥根茎。始载《神农本草经》，列为上品。具有燥湿健脾，祛风散寒，明目之功。

北苍术主要分布于河北省燕山山区。其中河北省秦皇岛的青龙满族自治县产的北苍术具有"朱砂点密，香气浓郁"等特点，为道地药材。

- 远志

远志为远志科植物远志*Polygala tenuifolia* Wild.或卵叶远志*Polygala sibirica* L.的干燥根。始载于《神农本草经》，列为上品，具有祛痰、消肿、安神益智之功。"伏远志"为河北省道地药材，相传为伏羲氏发现，故名"伏远志"。河北省野生远志主要分布于太行山及燕山浅山丘陵地带，人工种植主产于河北坝上高原的张北、张家口、隆化等地，其特点为根条肥大、皮细肉厚、色泽黄白、气味特殊。

- 金莲花（坝上金莲花）

金莲花为毛茛科植物金莲花*Trollius chinensis* Bunge的干燥花。始载于《本草纲目拾遗》，具有清热解毒，消肿，明目之功。金莲花主要分布于河北、山西、内蒙古和东北等地区，其中以河北承德所产黄酮含量最高，承德坝上地区为金莲花的道地产区。

- 款冬花

款冬花来源于菊科植物款冬*Tussilago fartara* L.的干燥花蕾，始载于《神农本草经》，列为中品，具润肺下气，化痰止咳之功。

《本草经集注》记载："款冬花，第一出河北，其形如宿莼，未舒者佳，其腹里有丝；次出高丽、百济，其花乃似大菊花。次亦出蜀北部宕昌，而并不如。其冬月在冰下生，十二月、正月旦取之。"款冬花为河北省道地药材，蔚县是我国三大款冬花的主产区之一，该县的下元皂村为款冬花的集散地。

- 防风

防风为伞形科植物防风*Saposhnikovia divaricata*（Turcz.）Schischk.的干燥根。始载于《神农本草经》，列为上品。具有祛风解表，胜湿止痛，止痉之功。防风为我国常用大宗中药材，河北省承德、张家口地区为"口防风"道地产区，"蚯蚓头"较明显而略短，断面皮部棕黄色或黄白色，木部灰白色；"旗杆顶"整齐竖发状；放射状裂隙较多，"菊花心，凤眼圈"明显。

- 金银花

金银花为忍冬科植物忍冬*Lonicera japonica* Thunb.的干燥花蕾或带初开的花。具有清热解毒，凉散风热之功。据清光绪版《巨鹿县志》记载"金银花为中药材种植之首，自明代就有栽培"。2004年巨鹿县被命名为"河北金银花之乡"，巨鹿县所产金银花特点为花蕾长，直径粗，干重较大。

- 北柴胡

北柴胡来源于伞形科植物柴胡*Bupleurum chinense* DC.的干燥根。始载于《神农本草经》，列为上品，具有和解表里，疏肝，升阳之功。柴胡为我国常用大宗中药材之一。分布以北方为主，其中以太行山区为道地分布产区，尤以河北涉县为核心道地产区。"涉县柴胡"种质优良，以"根粗长、无茎苗、须根少"著称，一直作为国家食品药品检定研究院标准药材采集地。

- 酸枣仁

酸枣仁为鼠李科植物酸枣*Ziziphus jujuba* Mill. var. *spinosa*（Bunge）Huex H.F. Chou的干燥成熟种子。始载于《神农本草经》，列为上品。具有养心补肝，宁心安神，敛汗生津之功。《名医别录》记载："生河东川泽，八月采实，阴干。"河东即今河北、山西等地。明清时期即已闻名，以内丘县所产粒大饱满，皮紫红色，无核壳，品质最优，产量最大。《本草纲目》记载"顺德府枣仁最佳"，顺德府即今邢台。

- 知母

知母为百合科植物知母*Anemarrhena asphodeloides* Bge.的干燥根茎。始载于《神农本草经》，列为中品。具有清热泻火，滋阴润燥之功。《名医别录》中记载："生河内川谷。"河内即太行山地区，包括河北西部和北部。《药物出产辨》中记载"知母产直隶东陵西陵"最为出名。知母药材质量以条粗肥大、质硬、外皮色黄、断面色白为佳，其中以河北易县所产"西陵知母"最为道地。

- 黄芩

黄芩为唇形科植物黄芩*Scutellaria baicalensis* Georgi的干燥根。始载于《神农本草经》，列为中品。具有清热燥湿，泻火解毒，止血、安胎之功。《药物出产辨》云："直隶、热河一带均有出。"明确指出黄芩道地产地在河北承德地区。主产于燕山北部的黄芩以条粗长，质坚实，加工后外皮金黄、杂质少而著称于世，被誉为"热河黄芩"。现代研究通过对黄芩生长的地形因子与气候条件分析，河北北部最适宜黄芩生长，其产量和质量均优于其他省份。

- 菊花

本品为菊科植物菊*Chrysanthemum morifolium* Ramat.的干燥头状花序。始载于《神农本草经》，列为上品。具有散风清热，平肝明目之功。据《中药志》记载，产于河北安国者，称为"祁菊"。安国产祁菊以花大、色白、无黄心、药性含量高著称，受到许多药厂的青睐和重视。祁菊质轻浮于水，叠瓣不粘连，味甘气清香，花冠似玉盘。

- 山药

本品为薯蓣科植物薯蓣*Dioscorea opposita* Thunb.的干燥根茎。始载于《神农本草经》，列为上品。具有补脾养胃，生津益肺，补肾涩精之功。产于河北安国地区的称为"祁山药"。以农家品种"小白嘴"最为著名，药食两用，口感软糯，在沸水恒温中煮两小时，"体形不变，汤清不乱"，并通过国家级有机产品认证，作为免检产品畅销东南亚各国及中国香港地区。

- 紫菀

本品为菊科植物紫菀*Aster tataricus* L. f.的干燥根和根茎。始载于《神农本草经》，列为中品。具有润肺下气，消痰止咳之功。据《中药志》记载，紫菀主产于祁州（河北安国），质量最好，能润肺下气，化痰止咳。因其色紫味正，药效良好，畅销全国各地，故名"祁紫菀"。2014年"祁紫菀"经原农业部农产品质量安全中心审查和农产品地理标志登记专家评审委员会评审，符合《农产品地理标志管理办法》规定的登记保护条件，拟准予登记，依法实施保护。

- 北沙参

本品为伞形科植物珊瑚菜*Glehnia littoralis* Fr. Schmidt ex Miq.的干燥根。始载于《神农本草经》，列为上品，具有养阴清肺，益胃生津之功。夏、秋二季采挖，除去须根，洗净，稍晾，置沸水中烫后，除去外皮，干燥。或洗净直接干燥。安国所产北沙参称为祁沙参，加工后条粗顺直，无杈无须，习称"一炷香"，产量占全国总量80%。

- 薏苡仁

本品为禾本科植物薏苡*Coix lacryma-jobi* L.var.ma-yuen（Roman.）Stapf的干燥成熟种仁。秋季果实成熟时采割植株，晒干，打下果实，再晒干，除去外壳、黄褐色种皮及杂质，收集种仁。始载于《神农本草经》，列为中品。具有健脾渗湿，除痹止泻，清热排脓之功。安国所产薏苡仁称为祁薏米，体大粒圆，色白如玉，被称为安国"植物珍珠"。

- 荆芥

本品为唇形科植物荆芥*Schizonepeta tenuifolia* Briq.的干燥地上部分。荆芥最早以"假苏"一名载于《神农本草经》，被列为中品，具有祛风解表，宣毒透疹，散瘀止血之功。北荆芥又称祁荆芥，主产于河北省安国市，以色泽鲜绿，穗大且密，香味浓郁，深受人们青睐，为河北省道地药材，被誉为"八大祁药"之一。祁芥穗有"色泽翠绿，香醇味正"的美誉。

- 白芷

白芷为伞形科植物白芷*Angelica dahurica*（Fisch. ex Hoffm.）Benth. *et Hook. f* 的干燥根。始载于《神农本草经》，列为上品，具有解表散寒，祛风止痛，宣通鼻窍，燥湿止带，消肿排脓之功。

白芷人工种植始于明代，其中河北省安国市栽培历史较为悠久，面积较大。据《祁州药志》《安国县志》《中药志》记载，产于安国者习称"祁白芷"，其"茬口黄白，条直味香"最为道地。

- 天花粉

本品为葫芦科植物栝楼*Trichosanthes kirilowii* Maxim.或双边栝楼*Trichosanthes rosthornii* Harms的干燥根。始载于《神农本草经》，列为中品。具有清热生津，消肿排脓之功。产于安国者称为祁花粉。祁花粉以质细嫩，粉生足，色洁白，纤维少为著名。

58
中药的命名依据有哪些？

中药命名方法，总的来说与医疗应用有着密切的关系。如有以功效命名的，有以药用部位命名的，有以产地命名的，有以生长特性命名的，有以形色气味命名的，有以进口国名或译音命名的，有以避讳命名的，有以隐喻法命名的，有以人名命名的，等等。中药命名方法丰富多彩，现分述如下。

● **因药物突出的功效而命名**　如防风善于祛风息风，防治风邪，主治风疾；益母草善于活血调经，主治妇女血滞经闭痛经、月经不调、产后瘀阻腹痛等，为妇科经产要药；覆盆子能补肾助阳，固精缩尿，善治肾虚遗尿尿频、遗精滑精；续断功在行血脉，续筋骨，疗折伤，主治筋伤骨折；决明子功善清肝明目，主治眼目疾病，为明目佳品；千年健能祛风湿，强筋骨，主治风寒湿痹兼肝肾亏虚、腰膝酸痛、痿软无力等，都是以其显著的功效而命名的。

● **因药用部位而命名**　中药材来源广泛，包括植物、动物、矿物等，植物、动物类药材药用部位各不相同，以药用部位命名，是中药常用的命名方法之一。植物药中桑叶、大青叶、苏叶等用叶片入药；芦根、茅根等用根茎入药，苦楝根皮、桑根白皮等以根皮入药；苏梗、藿香梗、荷梗等以茎入药；桑枝、桂枝等以嫩枝入药；菊花、旋覆花、款冬花、芫花等以花入药；牛蒡子、苏子、莱菔子、枳实、榧实等以果实、种子入药。动物药如龟甲、鳖甲、刺猬皮、水牛角、黄狗肾、全蝎等则分别是以甲壳、皮部、角、外生殖器、全部虫体等不同的组织器官来命名。

● **因产地而命名**　我国疆域辽阔，自然地理状况十分复杂，水土、气候、日照、生物分布等生态环境各地不完全相同，甚至南北迥异，差别很大。如橘皮以广东新会产者为佳，故称新会皮、广陈皮；黄连、黄柏、续断等以四川产者为佳，故称川黄连、川黄柏、川续断；茯苓以云南产的最好，故名云苓；地黄以河南怀庆产者最佳，故称怀地黄；砂仁以广东阳春产的质量好，又名阳春砂；人参主产于东北三省，尤以吉林抚松产者为佳，故名吉林参，等等，都是因所产地所产的药材质量好，疗效高，因而常在药物名称之前冠以产地之名。

● **因形态而命名**　中药的原植物和生药形状，往往有其特殊之处，能给人留下深刻的印象，因而人们常以其形态特征命名。如人参乃状如人形，功参天地而命名；大腹皮，即以形似大腹而命名；乌头，因其块根形似乌鸦之头而命名；罂粟壳、金樱子都是因其形状似罂（口小腹大的瓶子）而得名；牛膝的茎节膨大，似牛的膝关节，故名牛膝；马兜铃则因其似马脖子下挂的小铃铛一样而得名。

● **因气味而命名**　某些中药具有特殊的气味，因而成了药物命名的依据。如丁香、茴香、安息香、檀香等香料药，因具有特殊的香气，故以"香"字命名；而败酱草、臭梧桐等，则因具有特殊臭气而得名；鱼腥草，以其具有浓烈的鱼腥气味而命名。

● **因滋味而命名**　每种中药都具有一定的味道，某些药物就是以它们所特有的滋味来命名。如甘草以其味甘而得名；五味子，因皮肉甘酸、核中辛苦、全果皆有咸味，五味俱全而得名；细辛以味辛而得名；苦参以其味苦而得名；酸枣仁以其味酸而得名。

● **因颜色而命名**　许多中药都具有各种天然的颜色，因而药物的颜色就成了命名的依据。如色黄的中药有黄芩、黄连、黄柏、黄芪、大黄等；色黑的中药有乌玄参、黑丑、墨旱莲等；色白的中药有白芷、白果、白矾、葱白、薤白等；色紫的中药有紫草、紫参、紫花地丁等；色红的中药有红花、红枣、红豆蔻、丹参、朱砂、赤芍等；色青的中药有青黛、青皮、青蒿等；色绿的中药有绿萼梅、绿豆等。

● **因生长季节而命名**　如半夏在夏季的一半（农历五月间）采收，故名半夏；夏枯草、夏天无等都是生长到夏至后枯萎，故冠名；

金银花以花蕾入药，花初开时洁白如银，数天后变为金黄，黄白相映，鲜嫩悦目，故名金银花，其中以色白的花蕾入药为好，简称银花；冬虫夏草是指冬虫夏草菌寄生在蝙蝠蛾科昆虫幼虫的子座上，因夏天在越冬蛰土的虫体上生出子座形的草菌而得名。

● **因进口国名或译音而命名**　某些进口药材是以进口国家或地区的名称来命名的。如安息香、苏合香就是以古代安息国、苏合国的国名来命名。有的在药名上冠以"番""胡""西"等字样，以说明当初并不是国产的药物，如番泻叶、番木鳖、胡椒、胡麻仁、西红花、西洋参等。有些外来药，由于没有适当的药名，则以译音为名，如诃黎勒、曼陀罗等。

● **因避讳而命名**　在封建时代，为了避帝王的名讳，药物也改换名称。如延胡索，始载于《开宝本草》，原名玄胡索，简称玄胡，后因避宋真宗讳，改玄为延，称延胡索、延胡，至清代避康熙（玄烨）讳，又改玄为元，故又称元胡索、元胡。玄参一药，因避清代康熙（玄烨）讳，改"玄"作"元"而得元参之名。山药原名薯蓣，至唐代因避唐代宗（名豫）讳改为"薯药"，至宋代又为了避宋英宗（名曙）讳而改为山药。

● **因人名而命名**　有些中药的命名带有传说色彩，这些药多半是以发现者或最初使用者的名字来作药名。如使君子，相传是潘州郭使君治疗儿科病的常用药；刘寄奴是南朝宋武帝刘裕的小名，传说这个药是由刘裕发现的；杜仲一药，相传是古代有一位叫杜仲的人，因服食此药而得道，后人遂以杜仲而命名；牵牛子传说是由田野老人牵牛谢医而得名；何首乌一药，据说是古代一姓何的老人，因采食此药，120岁仍然须发乌黑发亮，故名何首乌。

● **因秉性而命名**　如肉苁蓉，为肉质植物，补而不峻，药性从容和缓，故名肉苁蓉；急性子因秉性急猛异常而得名；王不留行因性走而不守，其通经下乳之功甚速，虽有帝王之命也不能留其行，故名王不留行；沉香以体重性沉降，入水沉于底者为佳。其他如浮小麦浮于水上者、磁石有磁性、滑石性滑腻、阿胶呈胶状等，均与秉性有关。

59 中药的"十大方剂"是什么？

小青龙汤，出自《伤寒论》，主治外饮内停证。

大承气汤，出自《伤寒论》，主治阳明腑实证。

小柴胡汤，出自《伤寒论》，主治少阳证。

五苓散，出自《伤寒论》，主治蓄水证。

逍遥散，出自《太平惠民和剂局方》，主治肝郁血虚脾弱证。

血府逐瘀汤，出自《医林改错》，主治胸中血瘀证。

补中益气汤，出自《内外伤辨惑论》，主治中气不足、中气下陷、气虚发热证。

归脾汤，出自《正体类要》，主治心脾气血两虚证、脾不统血证。

六味地黄丸，出自《小儿药证直诀》，主治肾阴精不足证。

温胆汤，出自《三因极一病证方论》，主治胆胃不和、痰热内扰证。

60 反映中药炮制历史的代表性著作有哪些？

●《五十二病方》 马王堆汉墓出土竹简版的处方集，书中每个方剂下，都以注释的形式列出炮、炙、燔、熬等中药炮制方法。

●《伊尹汤液大法》 书中记载了商代曾做过厨师的大臣伊尹，将厨房中经常应用的一些烹饪手法与常见调味料结合，应用于草药的加工，进而创制出中医常用汤剂。

●《雷公炮炙论》 为南朝宋时期医学家雷敩撰写的中药炮制专著，也是目前公认的最早的中药炮制专著。原书已散失，但20世纪30年代知名中医张骥根据《证类本草》和《本草纲目》等后世药学专著整理出版了《雷公炮炙论》一书。

●《备急千金要方》 唐代医家孙思邈在本书中将中药炮制的方法从方剂注释中抽离出来独立成章，具有较大影响力和指导价值。

●《太平惠民和剂局方》 本书由宋代官方颁布，书中将中药炮制列为法定制药技术，对推动炮制技术的发展和保证中药质量起到了很大的推动作用，书中的许多炮制方法一直沿用至今。

●《本草纲目》 本书虽是明代李时珍撰写的综合性本草著作，但其中专门设立"修治"一项，先述前人记载，再谈当时炮制经验，最后表达个人见解。就炮制内容而言，远超过以前的炮制专著，全面反映了明代炮制技术水平，至今仍为中药炮制的重要参考资料。

●《本草蒙筌》 为明代陈嘉谟所著，全面阐述了炮制方法、经验及机理，对后世影响颇深。

●《修事指南》 为清代张叡所写的炮制专著，介绍了232种炮制方法，并阐发了一些辅料炮炙的机制，如"吴萸汁制抑苦而扶胃气，猪胆汁制泻胆火而达木郁"等。

61
中药炮制的主要方法有哪些?

- **修制** 主要指纯净药材、粉碎药材、切制药材。纯净是采用手工或机械挑、筛、簸、刷、刮等方法,去掉药材上附着的泥土杂质和非药用部分。粉碎是采用捣、碾、研、磨、锉等方法,改变药物外形,使其符合调剂、制剂和其他炮制法的要求。切制是采用手工或机械切、铡的方法,把药物切成片、段、丝、块等各种形状,以便于药物有效成分的溶出和药物的调剂使用。

- **水制** 用水或其他液体辅料处理药材的方法。常用的水制法有漂洗、浸泡、闷润等,目的是清洁药物,软化药物,调整药性。

- **火制** 将药物经火加热处理的方法。主要有炒、炙、煅、煨等方法。炒是将药物置于锅中不断翻动,以便于粉碎加工,并具有缓和药性的作用。炙是用液体辅料拌炒药物,能改变药性,增强疗效,减少毒性。煅是将药物用猛火直接或间接煅烧,使药物易于粉碎,充分发挥疗效。煨是用湿面粉或湿纸包裹药物,置热火炭中加热的方法,可减少烈性和毒性。

- **水火共制** 指既用水又用火的炮制方法。主要有蒸、煮等。蒸是利用水蒸气和隔水加热药物,有增强疗效,缓和药性的作用。煮是将水或液体辅料同药物共同加热,可增强疗效,减少毒性。

- **其他制法** 如制霜、发酵、精制、药拌等,其目的是改变药物原有性能,增加新的疗效,减少毒性。

6 2
常见名贵中药的贮藏方法有哪些?

● 冬虫夏草　用透明玻璃纸封固, 置于盒中, 周围放少许丹皮可防虫; 或放在生石灰箱内, 可避免生虫或受潮。

● 人参　可用炒糯米覆盖, 置于密封的玻璃瓶内。

● 牛黄　可用紧口小瓶盛装, 密封置阴凉干燥处保存, 防止失散。

● 蛤蚧　易霉蛀, 易脱尾巴, 贮存时可放入花椒, 用适当的容器盛装后, 置于生石灰箱内或干燥通风处, 并注意保护好尾巴, 因为蛤蚧的尾巴为主要药用部分。

● 藏红花　放入密封的小瓷缸内, 置于阴凉处保存。

● 麝香　该品有浓烈香气, 存放时将麝香用油纸包好, 放入玻璃或瓷性容器内密封。忌与其他药物共存, 以防串味, 最好冷藏保存。

● 三七　在支根折断处易生虫, 且虫孔很小, 一般很难发现。贮存时放入布袋置于木盒内, 再放在生石灰缸中, 既保干燥又防虫蛀。

● 鹿茸　用细布包好, 放入樟木箱或生石灰箱中密封贮存, 最好放入少许花椒防蛀。鹿茸粉应用瓷瓶盛装。

6 3
中药与民俗文化的代表性渊源有哪些?

中药与中国的民间习俗有密切的关系。在各种传统节日中, 民间习惯使用中药来达到驱邪避灾或祈福延年等目的。这些习俗也大都流传到了今日, 成为中华民俗文化中的重要组成部分。

● 屠苏酒　古时的汉族风俗是于农历正月初一饮屠苏酒以避瘟疫。传说屠苏酒是汉末名医华佗创制而成的，其主要是以大黄、白术、桂枝、防风、花椒、乌头、附子等中药入酒中浸制。唐代名医孙思邈在每年腊月，都会分送给邻居们一包药，告诉大家以之泡酒，还将自己的屋子取名为"屠苏屋"。

● 青团　青团是江南地区的传统特色小吃，又称艾团、清明团子，约始于唐代。它主要是用艾草的汁拌进糯米粉里，再包裹进豆沙馅儿或者莲蓉又或芝麻等，甜而不腻，带有清淡悠长的清香。

● 雄黄酒　雄黄要在太阳下晒，从五月初一晒到初五。作为一种中药材，雄黄可以杀菌、驱虫、解五毒。端午节饮雄黄酒的习俗，在古时的长江流域地区极为盛行。

● 插茱萸　晚秋的寒气常被视为鬼魅恶气，有驱风逐邪、消积祛寒之功的茱萸，便成为重阳节的常备之品。

64
文学作品中比较有代表性的中药文化元素有哪些？

在中国古代的文学名著中，有很多涉及中药材的篇章，很多文学家也是名副其实的中药学家，因此中药在他们的作品中变得生动、鲜活、形象。

《诗经》中有不少与中药相关的篇章，比如《卷耳》，即采苍耳；《采苓》是采甘草；还有《木瓜》《采葛》等，反映出先秦时期人们对中药的接受与使用已经达到了相当广泛的程度。

北宋诗人黄庭坚做过一首诗：前湖后湖水，初夏半夏凉。夜阑香梦破，一雁度衡阳。诗中在赞美荆州夏景、寄托相思的同时，天衣无缝地引出四味中药——前胡、半夏、兰香、杜衡。

《西游记》的作者吴承恩，在小说的第36回，借唐僧之口，用一首饱含本草的诗，抒发了深切而真挚的情怀：自从益智登山盟，王不留行送出城。路上相逢三棱子，途中催趲马兜铃。寻坡转涧求荆芥，迈岭登山拜茯苓。防己一身如竹沥，茴香何日拜朝廷？诗中选用了益智、王不留行、三棱、马兜铃、荆芥、茯苓、防己、竹沥、茴香九味中药，它们的名称也暗示《西游记》的情节，非常值得玩味。比如，"益智"暗指受唐王之命赴西天取经；"王不留行"暗指唐太宗亲自送行至长安城外；"三棱子"暗指孙悟空、猪八戒和沙僧三个徒弟；"马兜铃"暗指唐僧骑着白龙马与三个徒弟匆匆赶路的形象和声音；"茯苓"暗指西天如来佛祖；"茴香"则是回乡的谐音。

65 河北安国的中药文化特色有哪些？

祁州，即今天的河北省安国市，由保定市代管。安国药王庙始建于东汉，为祭拜东汉光武帝刘秀的二十八位大将之一的药王邳彤而建。自南宋咸淳年间开始，安国药市已经具有了700余年的历史。商贾辐辏，交易月余，是当时药材市场的盛景；商帮林立，声名远播，是当时药材市场的繁华。安国以"药都"之名著称于世，其药材市场是本地区域经济的重要支柱，也是北方乃至全国范围内的重要中药材商品交易基地。安国种植的药材有300余种，尤以菊花、山药、紫菀、沙参、薏苡仁、荆芥、白芷、天花粉八大品种出类拔萃，合称"八大祁药"，深受国内外客商、医疗系统及广大消费群体的欢迎和信赖，是享誉海内外的"八大明珠"。祁菊花以花大、色白、无黄心、有效成分含量高著称；祁山药以"小白嘴"品种最为著名，畅销海内外；祁紫菀色紫味正，药效良好，获得了国家农产品地理标志登记；祁沙参在安国种植面积很大，加工后的上乘之品习称"一炷香"，供销全国；祁薏苡仁色白如玉，有"植物珍珠"之誉；祁荆芥色泽鲜绿，穗大味浓，畅销东南等地；祁白芷有"茬口黄白，条直味香"的独特优势；祁花粉质地细嫩，纤维较少，是出口海外许多国家的免检产品。

66
关于祁州药市，你知道多少？

药市，是在有历史渊源的中药材集中集散地定期举行的交易集市，是庙会与药材交易紧密结合的结果。中国药市历史悠久，历代形成了大大小小的中药集散地有110多处，有许多药市至今仍在全国范围内具有广泛的影响力。祁州药市，浓缩和承载了河北中药事业与产业发展的光辉历程。从东汉时起，历经千余年，直到今天仍然蓬勃发展。药王立庙，彰显荣耀；明清集散，车水马龙；民国时期，历经风雨；进入中华人民共和国后，获得重生。

67
"药都"是怎样诞生的？

中国古代最早的药市出现在中唐时期的梓州，历经五代、宋、元、明、清、民国至今，已经有了上千年的历史。随着地区经济的发展与交流，这种定期药市的形式，逐步推向了全国。随着定期药市的发展，全国著名大都市都有了初步规模的中药材集散地，逐步形成了几处地域性甚至全国性的药市，或者说叫"药都"。中国的四大药市，历史上众说纷纭，但目前普遍公认的有：安徽亳州、河南禹州、河北安国、江西樟树。

68
邳彤是谁？

邳彤，字伟君，今河北省冀州人，为汉光武帝刘秀手下云台二十八将之一，曾经跟随刘秀平定天下。历任太守、太常、少府、左曹侍中等职；先后受封分为武义侯、灵寿侯。建武六年，也就是公元30年病逝。邳彤从小学医，精通医理，常在征战之余为将士和百姓问疾治病，且用药神奇，疗效显著，深得爱戴，被誉为神医。邳彤去世后，刘秀顺从民意，将其葬于征战多年的故地祁州，下诏"立祠以祀之"。

69
安国药市的辉煌时期是什么时候？

进入明朝，安国逐渐成为中国长江以北重要的药材集散市场。随着药王庙会的声望日盛，药材交易规模不断扩大。明朝永乐元年（公元1403年）到万历四十七年（公元1619年），安国成为我国长江以北地区的重要药材集散市场。清乾隆年间的《祁州志》记载："每年清明及十月十五日，商贾云集，交易月余，盖大江以北，发兑药材之总汇。"其中，安国的伍仁桥跨越南磁河，具有十分重要的地理位置，有"各省通衢"之称。桥虽小，但却沟通南北，船舶可以直达天津，是必不可少的交通要道。

在清朝中期，全国各地药商在安国形成"十三帮"及"五大会"，同时建立起招待商客、管理市场的"安客堂"。来自全国各地的商帮汇聚祁州，造就了安国药市历史上最繁荣的阶段。"十三帮"包括京通卫帮、山东帮、山西帮、西北口帮、古北口帮、陕西帮、怀帮、彰武帮、亳州帮、川帮、宁波帮、江西帮、禹州帮。"五大会"包括南大会、北大会、皮货估衣会、银钱号会、杂货会。

70
关于安国的卜氏家族，你了解多少？

安国曾经在历史上出现过许多声名远扬的药材商号，最著名的就是卜氏家族。卜氏家族从乾隆年间开始白手起家，后来逐步扩张，成为安国富甲一方的药材商。他们在沈阳创办的广生堂更是经久不衰，至今依然活跃在中医药市场。乾隆初年，山东的卜氏逃难至安国。家中的男子在药市当搬运工，购入安国的道地药材后，用小推车长途行至东北进行销售，再买回东北的道地药材回安国药市销售。后来，他们在安国建立了永和堂，又在东北的抚顺、辽阳、营口、长春、哈尔滨、齐齐哈尔等地设立了其他分号。广生堂是卜家药材分号里规模最大、经营最久的店铺。他们在清朝生产的"林则徐"牌戒毒药丸是中国最早的戒毒药，对吸食鸦片者的毒瘾戒除起到了很大的作用。卜氏家族每年都会从老柜拿出一定数量的钱，在安国老家救济穷人；对外地来安国的客商，因为赔钱回不了家，或者是因有病无钱治疗的，均给予路费和救助；他们还带头倡导兴办公益事业，如修缮药王庙、药王庙牌坊等，深受当地百姓的赞誉。

71
改革开放后，安国药材市场迅猛发展的 "大事儿"有哪些？

　　1984年7月，占地1万平方米的西关药市建成，内设2500平方米的交易大棚，拥有4700多个摊位，上市中药材达200多个品种。1985年，祁州药市建成，占地约26万平方米，囊括了6条大街、420座楼房、9000多平方米的交易大厅。原卫生部部长崔月犁为"祁州药市"题写匾额，成为每年春秋全国中药材交流大会的主会场。1994年8月，"东方药城"建成，总投资6亿元，占地约133万平方米，拥有建筑面积70多万平方米，有近10000个摊位，年成交额达30亿元。东方药城曾获得"国家级文明市场"的殊荣。安国数字中药都位于安国市西环北侧，距京石高速26千米，大广高速38千米，保定市区50千米，交通十分便利。项目分二期建设完成。一期工程规划建设内容包括综合中心交易大厅、专业药材市场、大客户独立店、中央仓储区、金融保险商务酒店等。二期工程建设内容包括中药饮片加工和万吨数字提取园区、特色药材交易市场和药农交易市场、大健康产业展示市场、会展中心、商业综合体、国家战略药材储备库和仓储物流区等。通过建立标准体系，中药溯源体系和高新电子交易体系，安国数字中药都将建成全国首个统一标准、统一检验、统一交易、统一仓储、统一票据的"五统一"专业药材市场，成为世界级的中药贸易中心。

72
河北省中药产业的特点有哪些?

河北省是中医药重要发源地之一,"千年药都"安国、"皇家药庄"滦平等,都是河北中药享誉世界的"鲜亮名片"。河北省中药材种植历史悠久、基础雄厚,在全国占有重要地位,是我国中药工业、大健康产业原料的供应和质量保障基地。河北省中药材种植和资源呈现出"两带三区"的产业布局,即太行山产业带、燕山产业带和坝上产区、冀中南平原产区和冀南产区,涌现出许多中药材生产大县,如巨鹿县、隆化县、滦平县、安国市、青龙县、邢台县、围场县和内丘县等,这些地区的中药材种植面积常年保持在10万亩以上。

73
被誉为"皇家药庄"的是哪里?

滦平县属于河北省承德市,地处京、津、冀、辽、蒙各省交汇点。其所在的燕山地区为明代药学家李时珍编撰《本草纲目》的博采地,也是康乾盛世时皇家药庄的所在地。在清代,滦平不仅向皇家提供道地药材,民间也有种植和采挖野生中药材的习惯,境内中药材资源达120余种。如今的滦平,是燕山中药材经济核心示范区。

医家 荟萃 篇

74
中医药在古代抗疫斗争中发挥了哪些作用？

在中国古代，中医药作为国家官方医药体系，在每次重大瘟疫的救治中都发挥了重要作用，疫情防控与治疗经验也在不断地积累和强化。东汉中后期，我国中原地区疫情频发，尤其是在建安年间。张仲景勤求古训、博采众方，对建安疫病的证治进行了理论总结，著成《伤寒杂病论》，创立了六经辨证体系，不仅奠定了中医辨证论治的基础，也是我国历史上第一部治疗传染病的专著。东晋葛洪，在《肘后备急方·治瘴气疫病温毒诸方》中，列举了数个"辟瘟疫"的方剂，这是最早出现的预防与治疗疫病的专方，对后世启迪颇多。金元时期，李杲运用益气升阳法，以普济消毒饮为主方治疗瘟疫；刘完素倡导"火热致病说"，运用双解散治疗瘟疫；朱震亨主张"阴虚相火病机学说"，用人中黄丸治疗疫病；张从正擅长用"汗、吐、下"三法驱邪治疫。明代，我国已经开始应用人痘接种法预防天花，直到18世纪英国真纳发明牛痘接种后才被逐步代替，成为世界医学免疫学的先驱。公元17～19世纪，由于传染病的不断流行，人们在与传染病作斗争的过程中，形成并发展了温病学派。如明代吴有性认为传染病的发生，"非风非寒，非暑非湿，乃天地间别有一种异气所感"，他称为"戾气"。他指出"戾气"的传染途径是自口鼻而入，无论体质强弱，触之皆病。这就突破了中医学历来认为的病邪是由体表进入人体的传统理论，在细菌学尚未出现的17世纪中叶，这无疑是一个伟大的创举。清代医家余师愚，经历了乾隆33年的疫情，写下了《疫疹一得》，创制了抗疫名方清瘟败毒饮。叶天士撰写了《温热论》，书中记载了多种急性传染病，创立了卫气营血辨证方法，对于今天治疗各种急性传染病，具有重要的指导意义。

75
古人常用的防疫方法有哪些?

● 隔离　早在两千多年前的秦国，就有将麻风病患者集中迁移到"疠所"居住的规定。

● 养正　古人认为"正气存内，邪不可干"，预防感冒，首先需要扶助正气，正旺则邪不能侵。

● 药囊　古人常将具有"辟邪除秽"效用的药物装入香囊，陈设屋内或随身携带，预防疾病。

● 药浴　药浴的历史十分悠久。清代《松峰说疫》中记载，"于谷雨后用川芎、苍术、白芷等药煎水沐浴三次，以泄其汗，汗出臭者无病"。

● 粉身　将药物制成粉末外用于周身以抵御时行邪气。在葛洪《肘后备急方》中即有记载。

● 服散　即内服各种防病药方。

● 烧烟　明代李时珍认为，可"用苍术同猪蹄甲烧烟，能除恶气，弭灾疹"，故当"病及岁旦"之时，人们往往"烧苍术以辟邪气"。

● 消毒　古人没有一次性的衣服，更没有防护服。疫情期间，针对患者用过的所有衣物，大多采用蒸煮的方法，进行高温灭菌。

76
古代的重大疫情有哪几次?

● 古罗马的"安东尼瘟疫"　公元164—180年，在外作战的士兵回到罗马帝国后，带来了天花和麻疹疫情，死亡人数高达500万人，夺走了两位罗马帝王的生命。

- 查士丁尼瘟疫　公元541—542年，在地中海地区爆发的一次大规模鼠疫。本次疫情对拜占庭帝国造成了极大的打击，使人口、劳动力和士兵数量锐减，死亡人数为整个罗马帝国人口的1/4，正常生活秩序遭到严重破坏。更为重要的是，它发生在查士丁尼横扫北非、征服意大利，即将重现罗马帝国昔日辉煌的关键节点，使东罗马帝国的中兴之梦化为泡影，加速了整个帝国的崩溃。

- 黑死病　部分历史学家认为黑死病起源于亚欧大草原，从里海西北沿岸一直延伸到俄罗斯南部。在14世纪40年代，由商人和士兵携带传播到意大利。黑死病疫情造成全世界死亡7500万人，其中欧洲死亡人数2500万～5000万。

- 米兰大瘟疫　1629年，德国和法国士兵将鼠疫病毒带到意大利曼图亚。在30年的战争中，威尼斯军队感染疾病，当他们撤退至意大利中部时，将疾病传染给当地人。疫情死亡人数为28万人。

77
世界首位华人诺贝尔奖候选人是谁？

伍连德（公元1879—1960年），字星联，生于马来西亚槟榔屿。剑桥大学医学博士，中国卫生防疫、检疫事业的开拓者，是中国现代医学、微生物学、流行病学、医学教育和医学史等领域的先驱，中华医学会首任会长，华北协和医学院及北京协和医学院的主要筹办者，1935年诺贝尔生理学或医学奖候选人，世界首位华人诺贝尔奖候选人。

他指挥消灭了1910年的东北鼠疫，是中国有史以来第一次在科学防疫专家实践与政府行为相结合基础上取得的防控大型瘟疫的成功案例。伍连德亲手实施了中国医学史上第一例病理解剖，成为世界上提出"肺鼠疫"概念的第一人；设计出"伍氏口罩"，让中国人第一次用口罩预防传染病。

1911年，伍连德主持召开了万国鼠疫研究会，在他的推动下，中国收回了海港检疫主权。他还先后创建了20多所医院和医学院，包括哈尔滨医科大学和北京大学人民医院，并参与协和医院的建设。1912年，东三省防疫事务总处成立，伍连德任处长兼总医官。在他的努力下，东三省防疫事务总处很快成为国际知名科研和防疫机构，不仅承担了东北防疫任务，还培养出大批防疫精英。1915年，他与颜福庆等发起建立中华医学会，并任第一、第二任会长，创刊了《中华医学杂志》。他还参与发起创建了多个科学团体，如中国麻风救济会、中国防痨协会、中国公共卫生学会、中国微生物学会、中国医史学会、中国科学社等。

78 来自石门的抗疫名家是谁？

流行性乙型脑炎，简称乙脑，是一种烈性传染病。在20世纪50年代，是难以攻克的世界性医学难题。1954年夏天，河北省石家庄市连降暴雨，天气潮热，蚊虫滋生，很快暴发了乙脑疫情。当时的郭可明担任乙脑中医治疗小组的组长，他认为从发病节气、临床主症、病情演变特点看，本病应该属于中医温病中"暑温"的范畴，于是提出以白虎汤、清瘟败毒饮为主方，重用生石膏配合使用安宫牛黄丸和至宝丹的治疗方案。该方案运用于临床后，13名乙脑患者无一死亡，取得了较好的疗效。

1955年12月19日，在原卫生部中医研究院，也就是现在的中国中医科学院成立大会上，原卫生部向以郭可明为首的石家庄市传染病医院乙脑中医治疗小组颁发了中华人民共和国成立后的第一个部级科技进步甲等奖。

79
临床常见的针灸治疗手法各有什么特点？

针刺是指在中医理论的指导下将毫针，按照一定的角度刺入患者体内，运用提插、捻转等针刺手法来对人体特定部位进行刺激，通过疏通经络、调和气血、调和阴阳达到镇静安神、止痛、止咳平喘等诸多作用。

火针，是指将特制的金属针烧红，迅速刺入一定部位或穴位上，给人以一种热性刺激以治疗疾病的方法。火针古称"燔针""焠刺"，具有温经散寒、活血化瘀、软坚散结、去腐生肌等作用，因此在临床用于治疗风寒湿痹、胃下垂、胃脘痛、泄泻、痢疾、阳痿、瘰疬、风疹、月经不调、痛经、小儿疳积及多种病证等。

穴位埋线疗法是指利用羊肠线对腧穴的持久刺激作用，激发经气、调和气血，以防治疾病的方法。临床适用于内科的慢性支气管炎、支气管哮喘、慢性胃炎、胃和十二指肠溃疡、腹泻、便秘、面瘫、坐骨神经痛、癫痫、阳痿、单性肥胖等；外科的颈椎病、腰椎增生性关节炎等；妇科的月经不调、带下病、痛经、不孕等；儿科的百日咳、遗尿等；皮肤科的银屑病、荨麻疹、神经性皮炎等；五官科的视神经萎缩、鼻渊等疾病。

　　灸法是指利用艾叶等易燃材料或药物，点燃后在穴位上或患处进行灼烧或熏熨，借其温热刺激和药物的药理作用，以达到防病治病作用的一种外治方法。临床应用于寒、热、虚、实多种类型的疾病，尤其对风寒湿痹、寒痰咳喘、肩周炎以及脏腑虚寒、阳气虚损引起的各种病证疗效较好。

　　耳穴是指分布于耳郭上的腧穴，耳穴的分布似倒卧的胎儿。刺激耳穴的主要方法有针刺、埋针、放血、耳穴贴压、磁疗、按摩等。临床应用于偏头痛、三叉神经痛、胃痛等各种疼痛性病证；急性结膜炎、扁桃体炎、支气管炎等各种炎症性病证；心律不齐、高血压、胃肠功能紊乱、月经不调等功能性紊乱病证；过敏性鼻炎、过敏性结肠炎、荨麻疹等变态反应性疾病以及晕车、晕船、感冒等一些其他病证。

　　刺络法，又称为放血法。刺络法适用于中暑、中风昏迷、休克、急性肠胃炎、急性结膜炎、头痛、神经性皮炎、急性扁桃体炎、腰肌劳损、丹毒、疖肿等疾病。其中挑刺法还可治疗某些慢性疾病。

80

当代河北医家创制的代表性中药制剂有哪些？

　　● 莪术消癥丸　组成为三棱、莪术、牡蛎、红花、桃仁、王不留行、丹参、海藻、鳖甲、山慈姑、夏枯草、蜈蚣、香附、柴胡、青皮。功效为活血化瘀，消痰散结。用于痰瘀内阻之子宫肌瘤、乳腺增生等。

　　● 芪芍胶囊　组成为山茱萸、熟地黄、黄芪、菟丝子、茯苓、白术、麦冬、白芍、当归、天花粉、知母、玄参、牛膝、川芎、红花、蒲黄、僵蚕、香附、木香、黑芝麻。功效为益气养阴，健脾补肾，活血通络。用于气阴两虚，脾肾不足，瘀血阻滞所致的周身乏力，面部及下肢水肿，手足麻木，肢体疼痛，足部青紫发凉，腰酸膝软，头晕耳鸣，自汗盗汗，尿频量多，夜尿频多，胸闷疼痛、心悸等症；或糖尿病、糖尿病肾病、糖尿病下肢血管病变、糖尿病周围神经病变、心脑血管病变等而见上述证候者。

● 青竹胶囊　组成为青黛、菊花、百合、天花粉、玉竹、白芍、白薇、珍珠粉、芦荟、牛蒡子、郁金、甘草。功效为润肺，清肝，解郁，泽肤。用于肝肺蕴热，气血郁结，津液内伤，肌肤失养所致的面疮，皮肤瘙痒及烦躁失眠，口苦口黏，口渴，口臭，大便干燥或不爽等症状；痤疮、脓疱疮、酒糟鼻等见上述证候者。

● 三仙消食颗粒　组成为炒山楂、神曲、麦芽、茯苓、陈皮、莱菔子、半夏、砂仁、鸡内金、厚朴、连翘、广藿香、胡黄连、枳壳。功效为和胃理气，消导化滞。用于小儿气滞食积所致的停食停乳，脘腹胀满，腹痛拒按，呕吐酸馊，大便泄下臭秽，面黄手足心热，舌苔厚腻。

● 十味百合颗粒　组成为百合、苦参、白芍、青皮、仙鹤草、没药、延胡索、蒲公英、三七粉、甘草。功效为清化湿热，和胃安肠，消胀定痛。用于湿热蕴结，胃失和降，脾失健运所致的胃痛，胀满，烧心等症；消化性溃疡见上述证候者。

● 五白玉容散　组成为石膏、玉竹、天花粉、菊花、百合、白芍、白蔹、白芷、白薇、硼砂、丁香、猪牙皂、白矾、僵蚕。功效为清胃润肺，舒郁散结，祛斑除皱。用于胃热肺燥，气血失调所致的皮肤瘙痒、粗糙；雀斑、黄褐斑见上述证候者。

● 茵连和胃颗粒　组成为茵陈、黄连、石菖蒲、当归、瓜蒌、荔枝核、茯苓、地榆、三七粉、郁金、白芍、鸡内金、泽泻、麦冬、川芎、仙鹤草、五味子、白术。功效为和胃降逆，调气理血，化湿清热，解痉止痛。用于胃失和降，气机郁滞，湿热中阻，瘀血阻络所致的胃痛，胃胀，嗳气，纳呆，烧心等；浅表性胃炎，萎缩性胃炎，胃酸分泌功能失调见上述证候者。

● **泽坤胶囊**　组成为泽泻、芫花、赤小豆、紫苏梗、猪苓、白术、益母草、百合、茵陈、当归、川芎、赤芍、猪牙皂、瓜蒌、牛膝、牵牛子、女贞子。功效为豁痰行瘀，祛湿逐饮。用于痰瘀内阻，湿饮停聚所致的头痛，眩晕，胸痹腹胀，胁肋胀痛，大便不爽，小便不畅等；高血脂见上述证候者。

● **贞明蠲翳丸**　组成为石决明、女贞子、地黄、白芍、枸杞子、天冬、石斛、沙苑子、夜明砂、炙龟甲、炙鳖甲、菊花、决明子、炒枳壳、白蒺藜、谷精草、密蒙花、甘草。功效为滋补肝肾，退翳明目。用于肝肾不足所致的视物不清，目生翳障；初发期老年性白内障见上述证候者。

● **金石利咽颗粒**　组成为金银花、石膏、儿茶、板蓝根、玄参、天花粉、冰片、珍珠粉、威灵仙、赤芍、白芷、蝉蜕、乌梅、甘草。功效为清肺利咽，清胃利膈，解毒散结，生津润燥。用于肺胃蕴热，热毒内结，津液损伤所致的咽喉干燥、肿痛、梗塞感，声音嘶哑等；慢性咽喉炎、扁桃体炎见上述证候者。

● **葛根清肠颗粒**　组成为葛根、诃子、生地榆、黄连、秦皮、生龙骨、金樱子、五倍子、儿茶、香附、白芍、茯苓、青皮、木香。功效为和胃理肠，清化湿热，行气消胀，止泻定痛。用于胃肠湿热，气机郁滞所致的泄泻，便溏，腹痛，肠鸣，里急后重，食少倦怠等；胃肠性腹泻见上述证候者。

● **辛芷通窍颗粒** 组成为辛夷、苍耳子、白芷、薄荷、麻黄、金银花、黄芩、石膏、鱼腥草、川芎、牡丹皮、茜草、陈皮、甘草。功效为疏风通窍，清热解毒，凉血活血。用于风邪侵袭，热毒内蕴所致鼻塞，打喷嚏，流脓涕，头痛头胀，嗅觉不灵敏；急慢性鼻炎、鼻窦炎、过敏性鼻炎见上述证候者。

● **瓜藤颗粒** 组成为瓜蒌、黄连、姜半夏、大血藤、藤梨根、野葡萄藤、菝葜、白花蛇舌草、半枝莲、莪术、生蒲黄、丹参、桃仁、生牡蛎、夏枯草、仙鹤草、郁金、预知子、薏苡仁。功效为散结化痰，解毒祛瘀，消肿止痛。用于痰瘀内阻，毒邪结聚所致的胃肠道肿瘤。

中药 导学 篇

81

常见的中药功用类别与代表药物有哪些？

解表药，如麻黄、薄荷等；清热药，如石膏、黄芩、金银花、生地黄、青蒿；泻下药，如大黄、火麻仁、甘遂等；祛风湿药，如独活、秦艽、五加皮等；化湿药，如广藿香、佩兰等；利水渗湿药，如茯苓、车前子、茵陈等；温里药，如附子、干姜等；理气药，如陈皮、青皮等；消食药，如山楂、麦芽等；驱虫药，如使君子、苦楝皮等；止血药，如小蓟、三七、白及、艾叶等；活血化瘀药，如川芎、丹参、土鳖虫、莪术等；化痰止咳平喘药，如半夏、川贝母、苦杏仁等；安神药，如朱砂、酸枣仁等；平肝息风药，如石决明、羚羊角等；开窍药，如麝香、冰片等；补虚药，如人参、鹿茸、当归、百合等；收涩药，如麻黄根、五味子、山茱萸等；涌吐药，如常山、藜芦等；攻毒杀虫止痒药，如雄黄、蛇床子等；拔毒化腐生肌药，如红粉、铅丹等。

82

常用解表药的"一句话关键词"有哪些？

麻黄，发汗解表第一要药；桂枝，治疗痰饮病和水肿病的要药；紫苏叶，外能解表散寒，内可行气宽中；生姜，"呕家圣药"；香薷，"夏月麻黄"；荆芥，辛温解表中药性最为平和之品；防风，通治一切风疾；羌活，外感风寒夹湿、头身疼痛较甚者，最为适宜；白芷，善治阳明经头额痛及牙龈肿痛；细辛，善治阳虚外感；苍耳子，治鼻渊要药；薄荷，辛凉解表药中最可宣散表邪之品；牛蒡子，风热感冒而兼咽喉红肿、痰多不利者多用之；蝉蜕，开音疗哑的要药；桑叶，疏解风热的"清灵妙品"；菊花，于头目风火之疾尤宜；柴胡，和解少阳之要药；升麻，善清阳明实火热毒；葛根，善治"项背项几几"。

83
常用清热药的"一句话关键词"有哪些？

石膏，除肺胃二经气分实热证的要药；知母，上可清肺泻火，中能益胃生津，下可滋肾除蒸；天花粉，善治消渴；栀子，治疗热病心烦、躁扰不宁之要药；夏枯草，善治"目珠夜痛"；黄芩，尤善清上中二焦火热与湿；黄连，清心火、清胃火、疗疔毒；黄柏，下焦湿热的首选；苦参，皮科要药；连翘，"疮家圣药"；青黛，善治血分郁火；蒲公英，治乳痈之要药；重楼，治毒蛇咬伤之要药；土茯苓，治疗梅毒之要药；败酱草，治肠痈之要药；射干，治喉痹咽痛之要药；白头翁，治痢疾之要药；生地黄，清热凉血之要药；玄参，为治瘰疬结核之主药；牡丹皮，治骨蒸之圣药；青蒿，治疟疾之要药。

84
常用泻下药的"一句话关键词"有哪些？

大黄，治疗实热积滞便秘的要药，"将军"之药；芒硝，燥结便秘之要药；番泻叶，可温开水泡服的泻下药；芦荟，功专杀虫除疳；甘遂，利水湿第一要药；牵牛子，专治水肿，最利二便；巴豆霜，寒积便秘的要药。

85

常用祛风湿药的"一句话关键词"有哪些?

独活，治疗风湿诸证必不可少之主药；威灵仙，消骨鲠之要药；川乌，治沉寒痼冷之要药；蕲蛇，截风要药；木瓜，治疗吐泻转筋之药；秦艽，"风药中的润剂"；防己，功专行水决渎，以达于下；雷公藤，治风湿顽痹之要药；五加皮，善治一切痿痹；桑寄生，强壮性祛风湿药。

86

常用化湿药的"一句话关键词"有哪些?

广藿香，治疗湿阻中焦之要药；佩兰，芳香除秽之要药；苍术，治湿之妙剂；厚朴，最善消胀除满；砂仁，醒脾调胃之要药；豆蔻，中上焦湿热证之要药。

87

常用利水渗湿药的"一句话关键词"有哪些?

茯苓，补虚而不碍邪、利尿而不伤正；薏苡仁，善于除痹、清热排脓、治痿；泽泻，善泄肾与膀胱之热，兼降血脂；车前子，利小便以实大便；滑石，暑湿外感之要药；萆薢，膏淋要药；茵陈，退黄第一品；金钱草，排石第一品。

88
常用温里药的"一句话关键词"有哪些？

附子，回阳救逆第一品；肉桂，开启下焦命门的"金钥匙"；吴茱萸，治疗肝寒气滞诸痛证之要药；小茴香，治膀胱冷痛疝气之要药；丁香，治疗胃寒呕吐呃逆之要药。

89
常用理气药的"一句话关键词"有哪些？

陈皮，理气健脾、燥湿化痰之要药；青皮，削坚破滞之要药；枳实，善除痞证之要药；木香，行气止痛之要药，健脾消食之佳品；沉香，以温散胸腹之寒凝气滞而见长，还可纳气平喘；香附，"气病之总司，女科之主帅"；川楝子，治疗肝郁化火诸痛证之要药；乌药，温肾缩尿之要药；薤白，最能通胸中之阳；柿蒂，止呃要药。

90
常用消食药的"一句话关键词"有哪些？

山楂，善消油腻肉食之积；麦芽，善消米面薯蓣之积；莱菔子，顺气开郁、消胀除满；鸡内金，化坚消石之要药。

91

常用驱虫药的"一句话关键词"有哪些?

使君子，专杀蛔虫；槟榔，专杀绦虫，且善行水；苦楝皮，去虫杀疥之要药。

92

常用止血药的"一句话关键词"有哪些?

小蓟，善治尿血与血淋；大蓟，善消痈散结；地榆，善疗便血痔血，兼治烧烫伤；槐花，善疗便血痔血，兼清肝降压；侧柏叶，善"生发鬓须眉"；白茅根，清泄肺胃尤有专长；三七，止血不留瘀、化瘀不伤正；茜草，妇科调经之要药；蒲黄，治出血属实夹瘀者尤宜；白及，咯血、吐血等肺胃出血尤为多用；仙鹤草，兼可截疟、解毒、止痢、补虚；艾叶，暖气血而温经脉，暖胞宫而助孕。

93

常用活血化瘀药的"一句话关键词"有哪些?

川芎，上行头目，中开郁结，下调经水，旁通络脉；延胡索，善治血中气滞、气中血滞，疗一身上下诸痛；郁金，调气而行瘀血之要药；乳香，宣通脏腑、疏通经络之要药；五灵脂，善疗"经产跌打诸瘀、心腹胁肋诸痛"；丹参，"调理血分之首药"；红花，可"调血脉，主去瘀生新，治折伤，理胎前产后"；桃仁，长于"通经而行瘀涩，破血而化癥瘕"；益母草，治妇人经水不调及胎前产后一切诸疾之要药；泽兰，通治内外一切水病；牛膝，唯治股膝足胫诸证，最为捷应；鸡血藤，生血、和血、补血，为破血之要药；土鳖虫，善化瘀血，最补损伤；马钱子，开通经络，透达关节之力，远胜于他药；刘寄奴，捣敷金疮出血不止，其效尤捷；莪术，主诸气诸血积聚；三棱，专破血中之气，能彻上彻下，有雷厉风行之势；水蛭，入坚结利若锋针，破瘀血快如砭石；斑蝥，入腹有开山凿巅之势，最为猛烈。

94
常用化痰药的"一句话关键词"有哪些？

半夏，通治痰证甚验；天南星，治风痰顽痰之要药；白附子，善除头面部风痰；白芥子，善除皮里膜外之痰；旋覆花，痰饮之病，虚实寒热，随证加入，无不取效；川贝母，消痰止嗽之神剂、清热除痰之良药；浙贝母，功专解毒，兼散痰滞；瓜蒌，凡上焦郁热，痰火咳嗽等证，皆可用之；竹茹、竹沥、天竺黄，化痰安神作用依次增强；桔梗，"舟楫"之药；海藻，善治一切瘿瘤、瘰疬、顽痰胶结。

95
常用止咳平喘药的"一句话关键词"有哪些？

苦杏仁，以降为主，降中兼宣，为胸满咳逆之要药；紫苏子，除喘定嗽，消痰顺气之良剂；百部，善疗虱虫，治肺结核、百日咳；紫菀，入胸膈快而不燥，利肺气散而能泄；款冬花，久嗽肺虚，尤不可缺；枇杷叶，为清肺治火止嗽之要剂；葶苈子，其性急速，喘鸣水气喷急者，非此不能除。

96
常用安神药的"一句话关键词"有哪些?

朱砂,镇心安神之要药;磁石,聪耳明目、纳气平喘之要药;龙骨,善治滑脱诸证;酸枣仁,养心安神之要药;灵芝,益心气、补虚劳、增智慧;合欢皮,解郁悦心安神之要药。

97
常用平肝息风药的"一句话关键词"有哪些?

石决明,凉肝镇肝之要药;牡蛎,凡一切痰血癥瘕,瘿瘤瘰疬之类,得之能化,功力独绝;代赭石,能止血、降气、止呃,疗噎膈;羚羊角,平肝之妙药,解毒之佳品;牛黄,有热有痰、惊风抽搐者尤宜;钩藤,清热平肝,幼儿尤宜;天麻,治风圣药,止眩佳品;地龙,清热利尿、通络平喘;全蝎,性善走窜,攻毒散结;蜈蚣,走窜最速,通络止痛;僵蚕,祛风止痛,化痰散结。

98
常用开窍药的"一句话关键词"有哪些?

麝香,醒神回苏的要药;冰片,通窍止痛,外用效佳;石菖蒲,治惊痫气闭之专药,开胃宽中之佳品。

99

常用补虚药的"一句话关键词"有哪些？

人参，拯危救脱之要药；西洋参，清养之力有余，补助之力不足；党参，既可补气，又兼养血；黄芪，补脾、升脾、运脾、统脾；白术，补气健脾第一要药；山药，补而兼涩，食疗佳品；甘草，药之国老，止悸化痰；大枣，补气养血，善疗脏躁；鹿茸，峻补命门真元之专药；淫羊藿，温助心阳，祛风疗寒；仙茅，补肾阳、行冷痹、祛寒湿、暖腰膝；杜仲，治疗肾虚腰痛，有标本兼治之功；续断，续筋、续嗣、续命之要药；肉苁蓉，沙漠黄金，从容和缓；补骨脂，温暖脾土、纳气归肾；益智仁，尤善温脾胃而摄涎唾；菟丝子，为强阳益精、平补肾虚之良药；沙苑子，最能固精、润泽瞳仁；蛤蚧，治肺虚喘乏最宜；冬虫夏草，治诸虚百损，善调经种子；熟地黄，峻补先天真阴之药；当归，补血圣药；白芍，敛肝、养肝、平肝、柔肝；阿胶，上滋肺阴，下养肾水，质黏止血；何首乌，乌须发，生熟治异；百合，清补肺经，宁心安魂；麦冬，清润肺燥，纯补胃阴；石斛，甘悦脾、咸益肾，其功多在脾肾二脏；玉竹，补脾润肺滋阴之佳品；黄精，上润肺燥，中养胃阴，下益肾精；枸杞子，滋补肝肾之要药；墨旱莲，凉血止血，生发乌发；女贞子，为阴虚有火、不胜滋补之良药。龟甲，滋肾损、益真元、强筋骨、安心神；鳖甲，解劳热骨蒸、消癥瘕积聚。

100
常用收涩药的"一句话关键词"有哪些？

麻黄根，固表止汗之要药；五味子，敛肺摄肾，收汗生津；乌梅，生津液、安蛔扰、止诸血；五倍子，专主收敛，兼可清降；诃子，固滑泄、止久痢、涩肠腑；肉豆蔻，治脾胃虚冷、泻痢不愈之要药；山茱萸，平补肝肾阴阳之要药，挽救肝虚欲脱之佳品；桑螵蛸，治小便自遗，此物最佳；莲子，最宜滑泄之家，最善心肾之交。

附录

—中药文化知识测评—

1. 在麻黄素的研究领域做出了重大贡献，被誉为"中国药理学之父"的我国著名药学家是（　　　）。

　　A. 杨振宁　　　B. 陈克恢　　　C. 仝小林　　　D. 吴以岭　　　E. 邓铁涛

2. 在《伤寒论》中反复出现，被誉为"张仲景御用女主角"的中药是（　　　）。

　　A. 麦　冬　　　B. 茯　苓　　　C. 桂　枝　　　D. 甘　草　　　E. 半　夏

3. 与"光阴荏苒"一词关联最密切的中药是（　　　）。

　　A. 紫　苏　　　B. 千里光　　　C. 决明子　　　D. 何首乌　　　E. 覆盆子

4. 解毒力强，被神农以自己的姓氏命名的中药是（　　　）。

　　A. 钩　藤　　　B. 川　乌　　　C. 生　姜　　　D. 防　风　　　E. 白　薇

5. 与诸葛亮之妻黄月英有关的美容中药是（　　　）。

　　A. 白　及　　　B. 白僵蚕　　　C. 白　果　　　D. 白　术　　　E. 白　芷

6. 在宋代词人柳永的作品中，与词牌名"雨霖铃"关系最密切的中药是（　　　）。

　　A. 泽　泻　　　B. 牵牛子　　　C. 萆　薢　　　D. 蝉　蜕　　　E. 荆　芥

7. 在我国古代最常用来表达对故乡思念之情的中药是（　　　）。

　　A. 肉　桂　　　B. 槟　榔　　　C. 桑　叶　　　D. 灶心土　　　E. 青　皮

8. "待到秋来九月八，我花开后百花杀"一句中描写的中药是（　　　）。

　　A. 丁　香　　　B. 菊　花　　　C. 小　蓟　　　D. 补骨脂　　　E. 五味子

9. 最能治疗 "乍暖还寒时候，最难将息" 这种情况的中药是（　　　）。

　　A. 薄　荷　　　B. 牛蒡子　　　C. 柴　胡　　　D. 板蓝根　　　E. 千年健

10. 与葛洪关系最密切的中药是（　　　）。

　　A. 泽　兰　　　B. 葛　根　　　C. 升　麻　　　D. 土鳖虫　　　E. 益母草

11. 20世纪50年代，来自 "石门" 的抗疫名家是（　　　）。

　　A. 郭可明　　　B. 蒲辅周　　　C. 王绵之　　　D. 赵炳南　　　E. 方药中

12. 与广东凉茶文化关系最密切的中药是（　　　）。

　　A. 当　归　　　B. 夏枯草　　　C. 蔓荆子　　　D. 天南星　　　E. 石决明

13. 与 "卧薪尝胆" 的典故关系最密切的中药是（　　　）。

　　A. 白　芍　　　B. 半边莲　　　C. 鱼腥草　　　D. 半枝莲　　　E. 天花粉

14. 与植物 "菘蓝" 关系最密切的中药是（　　　）。

　　A. 青　黛　　　B. 百　部　　　C. 琥　珀　　　D. 茵　陈　　　E. 苏合香

15. 与 "后羿射日" 典故关系最密切的中药是（　　　）。

　　A. 地锦草　　　B. 白茅根　　　C. 锁　阳　　　D. 牡丹皮　　　E. 马齿苋

16. 经常探访 "黄四娘家" 药园的唐代诗人是（　　　）。

　　A. 鱼玄机　　　B. 李商隐　　　C. 杜　甫　　　D. 韩　愈　　　E. 晏几道

17. 白居易笔下 "与君啖肥马，可使照地光" 描述的中药是（　　　）。

　　A. 山　药　　　B. 苦楝皮　　　C. 秦　皮　　　D. 生地黄　　　E. 白头翁

18. 刘禹锡笔下 "花开时节动京城" 的是（　　　）。

　　A. 牡　丹　　　B. 杜　鹃　　　C. 月　季　　　D. 蜡　梅　　　E. 芍　药

19. 与李商隐笔下 "身无彩凤双飞翼" 关系最密切的中药是（　　　）。

　　A. 寒水石　　　B. 蛤　蚧　　　C. 水牛角　　　D. 羚羊角　　　E. 水　蛭

20. 蒲松龄笔下 "一物竟能兼动植，世间物理信难穷" 赞叹的中药是
　　（　　　）。

　　A. 牛蒡子　　　B. 菟丝子　　　C. 党　参　　　D. 冬虫夏草　　　E. 人　参

21. 下列不属于"四大怀药"的是（　　　）。

　　A. 地　黄　　　B. 牛　膝　　　C. 砂　仁　　　D. 菊　花　　　E. 山　药

22. 被柳宗元誉为"弃杖草"的中药是（　　　）。

　　A. 浙贝母　　　B. 益智仁　　　C. 巴戟天　　　D. 淫羊藿　　　E. 薏苡仁

23. 与唐代诗人宋之问关系最密切的中药是（　　　）。

　　A. 川贝母　　　B. 檀　香　　　C. 丁　香　　　D. 佩　兰　　　E. 薄　荷

24. 宋代词人李清照创制的"熟水"主要成分是（　　　）。

　　A. 白　蔹　　　B. 白　及　　　C. 白豆蔻　　　D. 白附子　　　E. 白鲜皮

25. 与典故"马援之谤"关系最密切的中药是（　　　）。

　　A. 火麻仁　　　B. 郁李仁　　　C. 桃　仁　　　D. 薏苡仁　　　E. 苦杏仁

26. 与西汉将军霍去病关系最密切的中药是（　　　）。

　　A. 唐松草　　　B. 紫　草　　　C. 车前草　　　D. 龙胆草　　　E. 鹿衔草

27. 岳美中先生治疗印度尼西亚前总统苏加诺结石病时重用的中药是（　　　）。

　　A. 雷　丸　　　B. 莱菔子　　　C. 鸡内金　　　D. 金钱草　　　E. 海金沙

28. 唐代诗人王维《九月九日忆山东兄弟》一诗提到的中药是（　　　）。

　　A. 胡黄连　　　B. 银柴胡　　　C. 吴茱萸　　　D. 地骨皮　　　E. 川楝子

29. 下列与赵飞燕关系最密切的中药是（　　　）。

　　A. 青　皮　　　B. 厚　朴　　　C. 枳　实　　　D. 石榴皮　　　E. 花　椒

30. 下列与"橘井泉香"典故关系最密切的历史人物是（　　　）。

　　A. 张仲景　　　B. 孙思邈　　　C. 苏　耽　　　D. 鲍　姑　　　E. 皇甫谧

31. 第一个命名"安国"的历史人物是（　　　）。

　　A. 刘　胜　　　B. 刘　裕　　　C. 刘　备　　　D. 刘　邦　　　E. 刘　彻

32. 下列历史人物中，祖籍为河北安国的是（　　　）。

　　A. 马致远　　　B. 关汉卿　　　C. 白　朴　　　D. 郑光祖　　　E. 汤显祖

33. 下列不属于我国"四大药市"的是（　　　）。

　A.安　国　　　B.亳　州　　　C.樟　树　　　D.安　阳　　　E.禹　州

34. 来自河北地区的"药王"是（　　　）。

　A.孙思邈　　　B.严用和　　　C.邳　彤　　　D.王惟一　　　E.李时珍

35. "锦纹"指代的中药是（　　　）。

　A.青风藤　　　B.大血藤　　　C.大青叶　　　D.大　蓟　　　E.大　黄

36. "大云"指代的中药是（　　　）。

　A.肉豆蔻　　　B.肉苁蓉　　　C.肉　桂　　　D.当　归　　　E.麦　冬

37. 创制经典名方"枳术丸"的燕赵医家是（　　　）。

　A.李东垣　　　B.刘完素　　　C.张元素　　　D.张锡纯　　　E.朱丹溪

38. "金钗"指代的中药是（　　　）。

　A.北沙参　　　B.苦　参　　　C.黄　柏　　　D.石　斛　　　E.黄　芩

39. "棒槌"指代的中药是（　　　）。

　A.白　术　　　B.人　参　　　C.大　枣　　　D.栀　子　　　E.沙苑子

40. "白虎"指代的中药是（　　　）。

　A.虎　杖　　　B.寒水石　　　C.石　膏　　　D.天花粉　　　E.知　母

41. 下列中药名称中，书写不正确的是（　　　）。

　A.双　花　　　B.白　及　　　C.牵牛子　　　D.草　薢　　　E.黄　芪

42. 下列与端午节关系不密切的中药是（　　　）。

　A.艾　叶　　　B.石菖蒲　　　C.雄　黄　　　D.苍　术　　　E.连　翘

43. 与"上食埃土，下饮黄泉，用心一也"一句关联最密切的中药是
　　（　　　）。

　A.地　龙　　　B.全　蝎　　　C.虻　虫　　　D.蟾　酥　　　E.斑　蝥

44. 创制汤液的远古医药学家是（　　　）。

　A.武　丁　　　B.妇　好　　　C.伊　尹　　　D.姜　尚　　　E.姬　发

45. 唐代《新修本草》问世时，在位的帝王是（　　　）。

　　A. 李　显　　　B. 李　渊　　　C. 李世民　　　D. 李　治　　　E. 李　旦

46. 与南唐后主李煜关系最为密切的中药是（　　　）。

　　A. 龟　甲　　　B. 禹余粮　　　C. 马钱子　　　D. 相思子　　　E. 赤石脂

47. 与中药山楂关联最为密切的帝王是（　　　）。

　　A. 宋太祖　　　B. 宋仁宗　　　C. 宋真宗　　　D. 宋光宗　　　E. 宋太宗

48. 有"婆罗门参"之称的中药是（　　　）。

　　A. 白茅根　　　B. 琥　珀　　　C. 灵　芝　　　D. 威灵仙　　　E. 仙　茅

49. 与三国人物陆绩关联最为密切的中药是（　　　）。

　　A. 牡丹皮　　　B. 生姜皮　　　C. 陈　皮　　　D. 茯苓皮　　　E. 大腹皮

50. 与三国演义中"决战上方谷"关联最为密切的中药是（　　　）。

　　A. 木　通　　　B. 黄　连　　　C. 黄　精　　　D. 北沙参　　　E. 玉　竹

51. 世界上最大的乳香产区在（　　　）。

　　A. 东　亚　　　B. 南　美　　　C. 北　非　　　D. 南　美　　　E. 西　亚

52. 与乾隆皇帝下江南有关的中药是（　　　）。

　　A. 龙芽草　　　B. 仙鹤草　　　C. 苍耳子　　　D. 辛　夷　　　E. 细　辛

53. 与成语"兼收并蓄"有关的中药是（　　　）。

　　A. 板蓝根　　　B. 鸢　尾　　　C. 射　干　　　D. 马　勃　　　E. 山豆根

54. 朝鲜族民歌《道拉基》歌颂的中药是（　　　）。

　　A. 前　胡　　　B. 白　前　　　C. 桔　梗　　　D. 桑白皮　　　E. 葶苈子

55. 与唐代温庭筠诗中"双双金鹧鸪"一句关联最密切的中药是（　　　）。

　　A. 白芥子　　　B. 附　子　　　C. 白附子　　　D. 半　夏　　　E. 天南星

56. 唐代刘禹锡诗中"上品功能甘露味，还知一勺可延龄"一句描述的中药是（　　　）。

　　A. 覆盆子　　　B. 菟丝子　　　C. 枸杞子　　　D. 决明子　　　E. 车前子

57. 与唐代王勃《滕王阁序》关联最为密切的中药是（   ）。

   A. 淡竹叶　　　B. 淡豆豉　　　C. 六神曲　　　D. 鸡内金　　　E. 四季青

58. 与唐代刘禹锡诗中"尽是刘郎去后栽"一句关联最为密切的中药是（   ）。

   A. 柏子仁　　　B. 苦杏仁　　　C. 桃　仁　　　D. 郁李仁　　　E. 火麻仁

59. 与唐代杜牧诗中"娉娉袅袅十三余"一句关联最为密切的中药是（   ）。

   A. 天竺黄　　　B. 桑白皮　　　C. 白鲜皮　　　D. 白豆蔻　　　E. 白僵蚕

60. 下列与清代光绪皇帝关联最为密切的中药是（   ）。

   A. 朱　砂　　　B. 吴茱萸　　　C. 鳖　甲　　　D. 泽　泻　　　E. 白丁香

61. 下列与"玄武门兵变"关联最为密切的中药是（   ）。

   A. 五味子　　　B. 苦杏仁　　　C. 薏苡仁　　　D. 酸枣仁　　　E. 砂　仁

62. 典故"杏林春暖"称颂的医学家是（   ）。

   A. 皇甫谧　　　B. 王叔和　　　C. 成无己　　　D. 唐宗海　　　E. 董　奉

63. 运用"化浊解毒"中药治疗脾胃病疗效显著的国医大师是（   ）。

   A. 张伯礼　　　B. 邓铁涛　　　C. 朱良春　　　D. 李佃贵　　　E. 董建华

64. 被称为"延安女婿"的著名麻风病防治专家是（   ）。

   A. 白求恩　　　B. 马海德　　　C. 阿洛夫　　　D. 唐由之　　　E. 盛子章

65. 与西汉细君公主关联最为密切的中药是（   ）。

   A. 地　榆　　　B. 三　七　　　C. 茜　草　　　D. 苎麻根　　　E. 蒲　黄

66. 创制"云南白药"的我国著名药学家是（   ）。

   A. 杨医亚　　　B. 崔月犁　　　C. 陈克恢　　　D. 曲焕章　　　E. 钱信忠

67. 下列中药与生肖"猴"关系最为密切的是（   ）。

   A. 熟地黄　　　B. 八月札　　　C. 骨碎补　　　D. 墨旱莲　　　E. 合欢皮

68. 下列中药与三国人物姜维关系最为密切的是（   ）。

A. 玄参   B. 狗脊   C. 旋覆花   D. 远志   E. 合欢花

69. 下列不属于"祁州四绝"中涉及的中药是（   ）。

A. 槟榔   B. 鹿茸   C. 犀角   D. 半夏   E. 百合

70. 下列历史人物中，与中药阿胶关联最为密切的是（   ）。

A. 曹冲   B. 曹髦   C. 曹丕   D. 曹植   E. 曹操

71. 与"魏晋风度"关联最为密切的方药是（   ）。

A. 逍遥散   B. 五石散   C. 疏肝散   D. 四妙散   E. 四逆散

72. 下列不属于"十大广药"的是（   ）。

A. 鹿茸   B. 陈皮   C. 藿香   D. 巴戟天   E. 砂仁

73. 与《诗经》中的名句"蒹葭苍苍"关联最为密切的中药是（   ）。

A. 白茅根   B. 芦根   C. 芡实   D. 麻黄根   E. 浮小麦

74. 下列与"塞上江南"关联最为密切的中药是（   ）。

A. 牛蒡子   B. 五倍子   C. 枸杞子   D. 牵牛子   E. 金樱子

75. 唐代李白的故乡四川江油的最经典道地的药材是（   ）。

A. 蛇床子   B. 附子   C. 莲子   D. 莱菔子   E. 川楝子

76. 下列不属于"八大祁药"的是（   ）。

A. 山药   B. 紫菀   C. 薏苡仁   D. 荆芥   E. 红景天

77.《西游记》作者吴承恩的中药诗中，用来指代如来佛祖的中药是（   ）。

A. 茯苓   B. 马兜铃   C. 防己   D. 三棱   E. 益智仁

78. 被誉为"皇家药庄"的是（   ）。

A. 滦平   B. 遵化   C. 安国   D. 曲周   E. 阳原

79. 编著《草木传》的清代文学家是（   ）。

A. 袁枚   B. 顾炎武   C. 蒲松龄   D. 傅山   E. 龚自珍

80. 与《水浒传》中"智取生辰纲"关系最为密切的中药是（　　）。

　　A. 生地黄　　B. 洋金花　　C. 干　姜　　D. 桑螵蛸　　E. 海螵蛸

81. 下列药物中与山西省关系最为密切的是（　　）。

　　A. 白　薇　　B. 赤　芍　　C. 薄　荷　　D. 代赭石　　E. 秦　艽

82. 被金元时期燕赵名家李东垣誉为"头痛必用之品"的是（　　）。

　　A. 辛　夷　　B. 川　芎　　C. 藁　本　　D. 吴茱萸　　E. 羌　活

83. 与毛主席诗词"更喜岷山千里雪"一句关联最为密切的中药是（　　）。

　　A. 当　归　　B. 黄　芪　　C. 甘　草　　D. 独　活　　E. 威灵仙

84. 千古名篇《兰亭集序》中的"兰"指的是（　　）。

　　A. 菘　蓝　　B. 佩　兰　　C. 蓼　蓝　　D. 君子兰　　E. 紫罗兰

85. 下列与皖菜名品"曹操鸡"关联最为密切的中药是（　　）。

　　A. 菊　花　　B. 罗布麻　　C. 天　麻　　D. 酥　油　　E. 青　稞

86. 为避讳唐代宗李豫和宋英宗赵曙而被迫更名的中药是（　　）。

　　A. 蜂　蜜　　B. 山　药　　C. 莲　子　　D. 百　合　　E. 百　部

87. 下列中药资源为我国独有的是（　　）。

　　A. 檀　香　　B. 丁　香　　C. 杜　仲　　D. 阿　魏　　E. 苏合香

88. 与中药龙骨关联最为密切的晚清人物是（　　）。

　　A. 李鸿章　　B. 左宗棠　　C. 邓世昌　　D. 王懿荣　　E. 林则徐

89. 与"生蚝"关联最为密切的中药是（　　）。

　　A. 五灵脂　　B. 乌贼骨　　C. 牡　蛎　　D. 珍珠母　　E. 石决明

90. 与东晋葛洪首次记载化学反应可逆性关联最近的中药是（　　）。

　　A. 朱　砂　　B. 磁　石　　C. 寒水石　　D. 紫石英　　E. 硝　石

91. 中药"蕲蛇"的道地产区是（　　）。

　　A. 湖　南　　B. 湖　北　　C. 浙　江　　D. 江　苏　　E. 内蒙古

92. 中药乌药的最经典道地产区是（　　　）。

　　A. 九华山　　　B. 五台山　　　C. 天台山　　　D. 武夷山　　　E. 峨眉山

93. 下列唐代帝王中不是因过服丹药而殒命的是（　　　）。

　　A. 唐宪宗　　　B. 唐太宗　　　C. 唐武宗　　　D. 唐宣宗　　　E. 唐高宗

94. 被誉为"国老"的中药是（　　　）。

　　A. 人　参　　　B. 灵　芝　　　C. 甘　草　　　D. 甘　松　　　E. 佛　手

95. 近代中国第一家中医医院"立达中医院"的创办者是（　　　）。

　　A. 唐宗海　　　B. 张锡纯　　　C. 张　璐　　　D. 岳美中　　　E. 王绵之

96. 饮片特点为"鹦哥嘴"和"肚脐眼"的中药是（　　　）。

　　A. 大　黄　　　B. 防　己　　　C. 天　麻　　　D. 防　风　　　E. 枳　实

97. 革命老区沂蒙山的道地药材是（　　　）。

　　A. 红景天　　　B. 石菖蒲　　　C. 肉苁蓉　　　D. 金银花　　　E. 麦　冬

98. 享誉全国的河北省梅毒病中医防治专家是（　　　）。

　　A. 路志正　　　B. 王　琦　　　C. 叶天士　　　D. 盛子章　　　E. 王孟英

99. 与中药使君子关联最为密切的三国人物是（　　　）。

　　A. 司马昭　　　B. 刘　禅　　　C. 孙　权　　　D. 曹　爽　　　E. 董　卓

100. 下列不属于寄生类中药的是（　　　）。

　　A. 桑寄生　　　B. 菟丝子　　　C. 桑螵蛸　　　D. 天　麻　　　E. 茯　苓